Satya Singh

Kundalini Yoga für Kopf und Psyche

SATYA SINGH

Kundalini Yoga

für Kopf & Psyche

Die Seelenreise
entlang des Schädel-Chakras

Mit Übungen und
Erfahrungsberichten

allegria

Alle Ratschläge in diesem Buch wurden von dem Autor und vom Verlag sorgfältig erwogen und geprüft. Eine Garantie kann dennoch nicht übernommen werden. Eine Haftung des Autors beziehungsweise des Verlags und seiner Beauftragten für Personen-, Sach- und Vermögensschäden ist daher ausgeschlossen.

FSC www.fsc.org
MIX
Papier | Fördert gute Waldnutzung
FSC® C083411

PRODUZIERT MIT VERANTWORTUNG

Allegria ist ein Verlag
der Ullstein Buchverlage GmbH

ISBN: 978-3-7934-0096-7

Lektorat: Vera Baschlakow
Textredaktion: Dagmar Puchalla, Claudia Riecken-Konstantin,
Karin Schanzenbach, Anja Escherich
Umschlaggestaltung: zero-media.net, München
Umschlagmotiv: © www.anja-escherich.de; Finepic®München
Fotos: © Helmut Behr
Innenillustrationen: © www.anja-escherich.de

Gesetzt aus der Minion Pro
Satz: Pinkuin Satz und Datentechnik, Berlin
Druck und Bindearbeiten: CPI books GmbH, Leck

Meine Seele
möchte
sich verwandeln,

Großartiges
in sich
entdecken.

Ich helfe
ihr, es zu
manifestieren …

Inhalt

Vorwort

Seit 1975 praktiziere und seit 1977 lehre ich Kundalini Yoga in der Tradition von Yogi Bhajan. Viel ist in der Zeit geschehen, und Kundalini Yoga verändert sich, wächst, begreift sich als Begegnung zwischen Spiritualität und Wissenschaft. Es gibt keinen Stillstand, denn wir erforschen unser Wesen, unseren Geist und unseren Körper.

Ich habe über viele Jahre die Seelenreise durch die Wirbelsäule und die in diesem Buch vorliegende Seelenreise durch den Schädel entwickelt und sie bereits mit vielen Menschen geteilt. In unserer Zeit brauchen wir Wege, um mit uns selbst und anderen Menschen in Frieden zu kommen. Probiere aus, ob diese Reise dich darin unterstützen kann.

Um unsere Psyche zu erforschen, werden wir auf dieser Seelenreise unsere Aufmerksamkeit auf verschiedene Punkte in unserem Kopf richten: die primären und die sogenannten sekundären Chakras. Die Reise wird von ausgewählten Übungen (Kriyas) und Meditationen aus dem Kundalini Yoga begleitet und durch Energiebahnen (Nadis) ergänzt. Jede Kriya praktizieren wir idealerweise für die Dauer von 40 Tagen; aber mach das so, wie es für dich passt. Selbst wenn du nur wenig tust, wird es seine Wirkung haben, denn jede Station auf der Reise bringt uns so oder so eine Stufe weiter. Es wird superspannend, sich auf diese Weise zu erforschen.

Ich selbst, Satya Singh, werde mit vielen Erfahrungen aus der Zeit, als ich diesen Weg ausgekundschaftet habe, die Reise anführen. Ich bin Autor dieses Buches, Holländer, Kundalini-Yoga-Lehrer und Ausbilder für Kundalini Yoga. Wenn du dieses Buch liest, wird es meine Stimme sein, die du in deinem Kehl-Chakra, das für Kommunikation steht, vernimmst. Ich freue mich, dass du dabei bist.

Und nun wünsche ich dir eine wundervolle Seelenreise durch diesen wunderbaren Kopf!

Satya Singh
Hamburg im Frühjahr 2025

PS: Ich lade alle, auch und insbesondere die kritischen Leser*innen dazu ein, die hier beschriebene Reise einfach einmal auszuprobieren. Mache eigene Erfahrungen, bevor du das Urteil nur deinem Verstand oder anderen überlässt. Du hast nichts zu verlieren. Die innere Pilgerfahrt wird dir in jedem Fall guttun.

Wichtige Anmerkung: Die Charaktere in diesem Buch sind – außer mir selbst – frei erfunden, jede Ähnlichkeit mit lebenden Personen ist rein zufällig. Auch die Fotomodelle sind nicht identisch mit diesen Figuren. Als Basis für ihre Geschichten und Reaktionen dienten allerdings die Erfahrungsberichte vieler Schüler*innen, die nur wenig verändert wurden.

Teil 1
Die Vorbereitungen

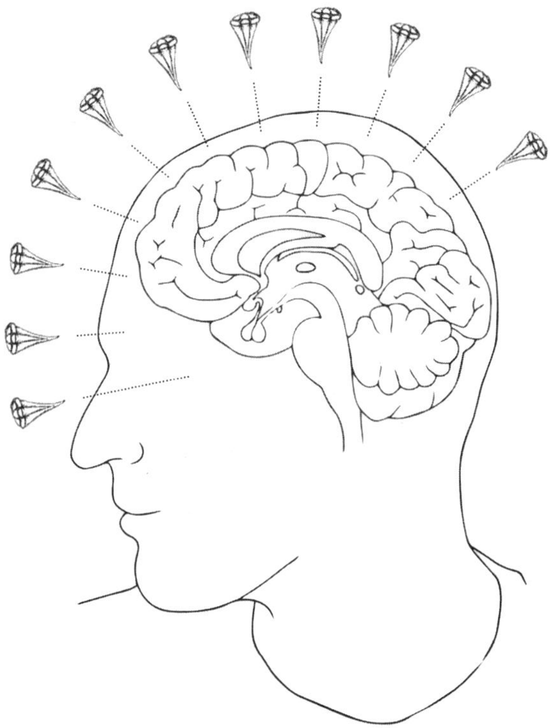

Die Seelenreise durch Kopf und Psyche

Diese Seelenreise ist der Weg unserer Seele in 11 Schritten durch unseren Schädel. Sie hat das Ziel, unsere Seele zu entfalten und zu befreien.

Bevor ich auf den Verlauf der Reise und die Bedeutung der uns weniger vertrauten kleinen, der sogenannten sekundären Chakras eingehe, möchte ich von einer Yogalehrer*innen-Ausbildung berichten, in der ich meine Arbeit an diesem Buch vorgestellt habe. Eine Teilnehmerin, Pharmazeutin von Beruf, fragte, woher ich das Wissen über diese Chakras hätte. Ich erzählte von meinen monatelangen Literaturrecherchen und dass ich auf Quellen ganz unterschiedlicher Herkunft und von unterschiedlichen Verfasser*innen gestoßen war. Allen Schriften gemeinsam war die Kenntnis um kleine Energiewirbel, die sich im Schädel befinden.

Als Nächstes habe ich Heiler*innen und andere Menschen mit besonders feiner Wahrnehmungsfähigkeit befragt und mit ihrer Unterstützung in tiefen intuitiven Prozessen gelernt, die einzelnen Chakras zu erspüren und ein Gefühl für ihre Bedeutung, ihre Themen und ihre Verbindung zu spezifischen Energiebahnen (Nadis) zu entwickeln. So entstanden eine Ordnung und ein ganzer Prozess: die Seelenreise durch den Schädel. Es gibt bereits eine Seelenreise durch die Wirbelsäule, die beiden Reisen ergänzen sich – aber jede Seelenreise steht auch vollkommen für sich.

Nach der Schilderung nickte die Kursteilnehmerin, die die Frage nach meinen Quellen gestellt hatte, und sagte: »Das ist eine gute wissenschaftliche Vorgehensweise.«

Dieses Buch bleibt mit den zwei Haupt-Chakras (primäre Chakras) und neun sekundären Chakras innerhalb der Grenzen unserer yogischen Traditionen. Alle primären und sekundären Chakras, Nadis (Kanäle) und Bindus (Endpunkte der Kundalini-Energie) sind sowohl in traditionellen Schriften als auch in modernen Publikationen zu finden.

Die folgende Abbildung zeigt und benennt die Chakras und die sekundären Chakras im Schädel.

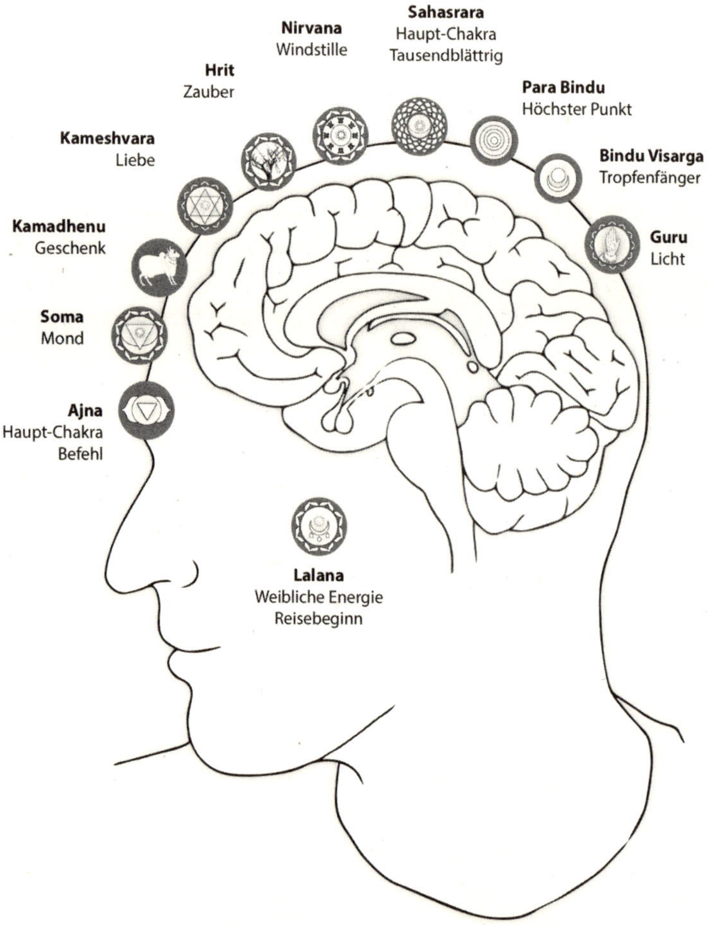

Die Begriffswelt der Seelenreise

Primäre und sekundäre Chakras

Chakra kommt aus dem Sanskrit चक्र, *cakra*, und bedeutet »Rad, Diskus, Kreis«. Ein Chakra ist ein Energiezentrum: Energie ballt sich, wirbelt, dreht sich wie ein Rad. Im Kundalini Yoga kennen wir im Wesentlichen sieben Chakras: Wurzel-Chakra, Sakral-Chakra, Nabel-Chakra, Herz-Chakra, Kehl-Chakra, Stirn-Chakra (Drittes Auge) und das Kronen-Chakra. Auf dieser Seelenreise beschäftigen uns von den primären Chakras vor allem das Dritte Auge und das Kronen-Chakra (Sahasrara), die ihren Sitz im Schädel haben.

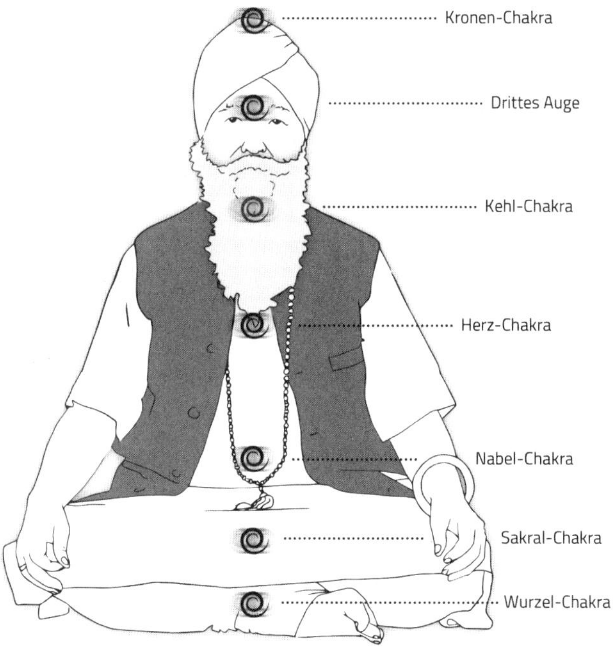

Neben diesen bekannten (primären) Chakras gibt es sekundäre Chakras – das sind etwas kleinere Energiewirbel, die trotz ihrer geringeren Kraft hilfreich sind, um die Kundalini auf ihrem Weg durch den Kopf zu unterstützen. Sie übernehmen Aufgaben der primären Chakras und tragen zu wichtigen Lernprozessen bei.

Slow Kundalini

Sanskrit कुण्डलिनी, *kuṇḍalinī śakti*, »Schlangenkraft«. Sie ist die besondere Kraft im Menschen und liegt schlafend »wie eine Schlange zusammengerollt« im Wurzel-Chakra. Durch Übungen wollen wir sie sanft und langsam aktivieren, sodass sie aufsteigen kann. Es besteht keine Gefahr in der Erweckung dieser uns allen innewohnenden Energie, im Gegenteil – sie ist eine Quelle von Lebenskraft, Kreativität und Heilfähigkeit. Die Slow Kundalini begleitet und leitet uns auf unserer Reise durch den Schädel.

Nadis

Sanskrit नाडी *nāḍī*, »Röhre, Ader«. Der menschliche Körper ist durchströmt von Energie, die sich in feinsten Kanälen fortbewegt, den Nadis. Zusammen bilden 72 000 Nadis ein komplexes, bis tief in alle Körperstrukturen verzweigtes Netzwerk. Nadis sind einerseits grobstoffliche Kanäle wie unsere Adern, das Lymphsystem oder die Nervenbahnen. Nadis sind aber auch feinstoffliche Kanäle, Verbindungen, Leitungen und ganze Netze, die die Chakras miteinander verbinden und die unsere Grund-Lebensenergie (Prana), die Kundalini-Energie, Emotionen, Gedanken, Visionen, Werte, Körperenergie und Erinnerungen transportieren – und zwar durch die Nadis. Nadis sind mobil, flexibel, schnell und überall anwesend. Sie bewegen sich in alle Richtungen und können sich auch überkreuzen. Sie sind miteinander verbunden und bilden ein Geflecht im Körper und um den Körper herum. Es ist ein ähnliches Konzept wie die Meridiane in der chinesischen Medizin, darum arbeiten wir auch oft mit den Meridianen. Die Idee von den Nadis geht aber darüber hinaus: Zum Beispiel ist der Tunnel, der von vielen Menschen mit Nahtoderfahrungen als Übergang beschrieben wird, ebenfalls ein Nadi – ein Nadi, der uns ins Licht führen wird. Nadis sind also im weitesten Sinne des Wortes »Wege«. Darum findest du in diesem Buch den Begriff Nadi für die verschiedenen Wege, die dich dem Thema des jeweiligen Schädel-Chakras näherbringen. Das Lalana-Nadi transportiert beispielsweise unterbewusste Gefühle nach oben, Ängste aus dem Bauch in den Kopf, sodass wir darüber nachdenken können. Unbewusstes findet den Weg ins Licht des Bewusstseins.

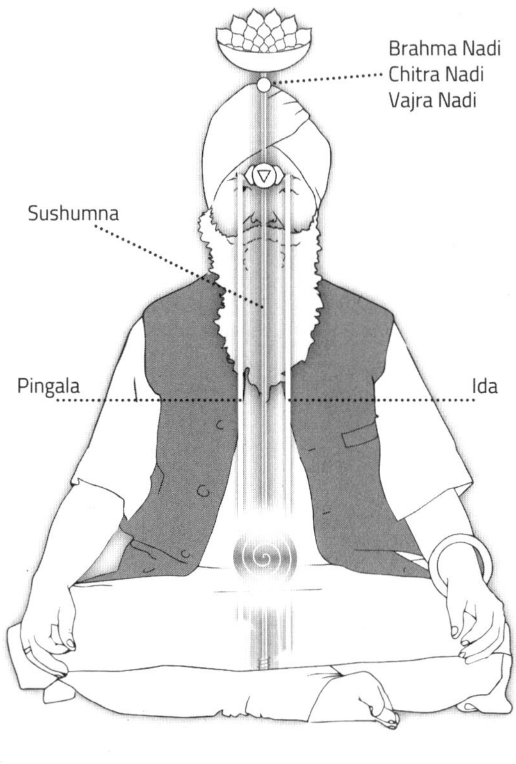

Es gibt ein schönes Bild, das die Bewegung und die Zusammenarbeit von Nadis und Chakras illustriert: Stell dir einen Bach vor, dessen Wasser viele Steine umkreist und durch die Kurven wirbelt. Die Strömung entspricht den Nadis, die Kreisel und Wirbel den Chakras.

Die drei für viele Yogapraktiken bedeutendsten Nadis sind Sushumna, Ida und Pingala. Sie verlaufen im Innern der Wirbelsäule aus dem unteren Becken hinauf zum Kronen-Chakra (Sahasrara), dem höchsten Schädelpunkt. Eingebettet in Sushumna, dem zentralen und wichtigsten feinstofflichen Kanal im menschlichen System, existieren drei weitere Nadis im Schädel: Brahma, Vajra und Chitra.

Bindus

Sanskrit: बन्दिु *bindu*, »Tropfen, Punkt, Essenz«, bedeutet auch Null. In der Null liegt das Potenzial für alles. Bindus sind mysteriöse Strukturen, für deren Darstellung die Dimension unserer Wahrnehmungsebene nicht ausreicht. Sie bilden den wirklichen Endpunkt der Kundalini, Punkte, auf die wir uns fokussieren können.

Dieser Fokus kann uns über unseren momentanen Zustand hinausheben, also über das, was in unserer Realität gerade die Grenze des Möglichen zu sein scheint, um uns dann, wunderbar verwandelt, in eine viel bessere Verfassung zu erheben.

Sankalpas

Uns steht ein weiteres Element für unsere Seelenreise zur Verfügung, das wir nutzen können, um etwas zu manifestieren. Es handelt sich um sogenannte Sankalpas. Ein Sankalpa ist ein Gedanke und wirkt wie ein elektromagnetischer Impuls, zusammengefügt aus dem Wort und dem Gefühl, das durch die Wortbedeutung in uns erzeugt wird. Ein Sankalpa, gebildet aus Wort und Gefühl, ist eine machtvolle Manifestationskraft.

Wenn wir mit Kriyas, Atemübungen, Meditationen und weiteren Erkenntnisprozessen an uns arbeiten, dann kann die Kundalini-Energie aufsteigen und die Zusammenarbeit der Nadis, Chakras und Bindus wird unterstützt. Bald fängt alles an, miteinander in Harmonie zu schwingen, Körper und Gehirn, Verstand und Herz, Denken und Fühlen. Ein Gefühl von Stimmigkeit und Sinnhaftigkeit (Kohärenz) ist die Folge. So können wir unsere Lebensziele unterstützen und manchmal sogar spontane Heilungen bewirken.

Falls du grundsätzlich das Vorhandensein von feinstofflichen Strukturen anzweifelst oder das alles neu für dich ist, wirst du durch die Fragen unserer Reisegruppe gut unterstützt. Unter den Teilnehmenden befinden sich Menschen mit sehr unterschiedlichen Vorkenntnissen: Absolvent*innen der Seelenreise durch die Wirbelsäule, Yogalehrer*innen und Yogapraktizierende, aber auch ganz neue und unerfahrene Seelenreisende.

Ich persönlich kann das tatsächliche Existieren einiger der Chakras, die in diesem Buch vorkommen, aus eigener Erfahrung heraus bestätigen. Zwar bin ich nicht sehr hellsichtig, aber es gab Momente auf meiner Seelenreise, in denen einige Chakras fast bis zur grobstofflichen Existenz kamen und ich sie direkt bemerken konnte. Und es gab andere Momente, in denen ich selbst eine so hohe, feinstoffliche Ebene erreichte, dass ich sie ebenfalls sehr deutlich wahrnahm. Oft habe ich die Chakras auch indirekt gespürt, da, wo ihre Pforten (Kshetrams) an der Körperoberfläche erkennbar sind.

Zum Abschluss möchte ich dir noch eine Illustration zum Vagusnerv vorstellen. Der Vagusnerv vagabundiert, wie sein Name schon andeutet, im ganzen Körper und auch im Kopf herum. Es ist spannend, die Positionen der Chakras im Schädel und die Verzweigungen und Richtungen des Vagusnervs einmal zu vergleichen. Da der Vagusnerv gut erforscht ist, unterstützt diese Kenntnis den Ansatz dieser Seelenreise auch aus wissenschaftlicher Sicht.

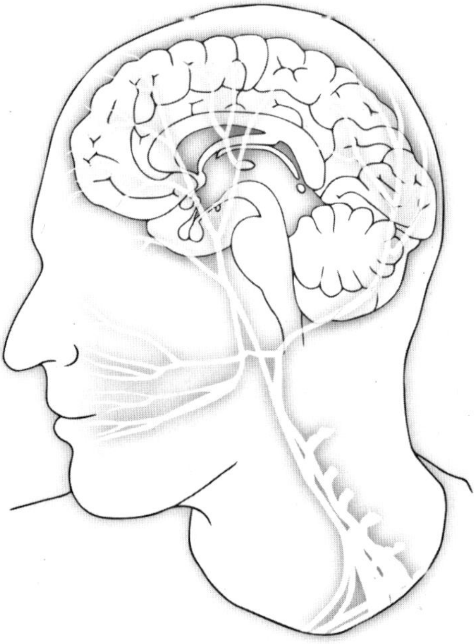

Die Reisegruppe

Seit ein paar Wochen bin ich schon in Dharamsala am Fuße des Himalaja, um diese Seelenreise auf den Weg zu bringen. Zwar kann sie an jedem Ort stattfinden, ja, man kann überall auf der Welt supergut meditieren – aber diese besondere Kleinstadt ist eine Ausnahme von dieser Regel. Hier wollen wir uns treffen und viel Zeit miteinander verbringen, um die Seelenreise durch den Schädel durchzuführen und zu sehen, wohin sie uns bringt.

Dieser Ort ist für einen solchen Rückzug ideal, denn hier wird überall so viel meditiert, dass eine Atmosphäre entsteht, die für die Seelenreise einen fantastischen Nährboden bietet. Zudem existieren in Dharamsala eine Menge Cafés und Restaurants, in denen sich spirituelle Pilger*innen, Buddhisten, Yogis, Hindus, Hippies und andere interessierte und interessante Menschen begegnen und miteinander austauschen können.

Ich habe diesen Ort auch ausgewählt, weil er neben der meditativen Atmosphäre viel Abwechslung bietet. Man kann traumhafte Ausflüge machen und das Land von hier aus erkunden, man kann sich aber auch zurückziehen und nur mit sich und der Natur sein. Es wird also sicher niemandem langweilig hier.

Um herzukommen, fährst du mit einem Landrover viele Stunden durch die Berge, dann kommst du hier an, wo ein buntes Treiben herrscht und überall Gebetsfahnen flattern. Es ist eine sehr hügelige kleine Stadt, mitten in einer bergigen Landschaft bei gemäßigten Temperaturen – im Winter wird es zwar manchmal kalt, aber das ist erträglich. Ansonsten ist es meistens schön warm. Und nur 10 Minuten mit einer Rikscha entfernt findet man die Schneegrenze – man kann sich also auch abkühlen, wenn einem heiß wird.

Ich habe alles für uns vorbereitet. Es gibt, abseits der Straße und ein wenig versteckt, ein kleines Restaurant, das ich sehr liebe und wo ich einen großen Tisch für uns reserviert habe – für das morgendliche Meditieren und für abendliche Treffen steht uns auch die

Terrasse zur Verfügung. Von hier aus kann man in ein unendlich erscheinendes Tal hinabsehen, hinter dem sich Berge erheben, die imposant, riesig und wunderschön sind. Eine Treppe führt hinunter in die Natur.

Den Restaurantbesitzer habe ich auch bereits informiert. Ihn scheint nichts aufzuregen, er meistert das hier alles alleine. Wo das Essen genau herkommt, weiß man nicht, aber es ist frisch, gesund, köstlich und genau richtig für uns. Die Zimmer im Hotel, das nicht weit entfernt ist, sind gebucht. Es kann also losgehen.

Die an dieser Reise teilnehmenden Leute sind inzwischen eingetroffen, darunter sind ein paar alte Bekannte.

Die Erste ist **Vir Kaur**, eine junge Frau von 26 Jahren. Ihr spiritueller Name bedeutet: »die ihren Mut entdeckt«. Sie ist Künstlerin und äußerst vielseitig. Es macht mir viel Spaß, mich mit ihr auszutauschen. Ihre Bilder sind eine große Inspiration. Aber Geld verdient sie hauptsächlich mit Yogaunterricht.

Die zweite Teilnehmerin trägt den spirituellen Namen **Jagan**, »die das Universum kennenlernt«. Sie ist Anfang 30, eine gute Freundin von Vir Kaur und arbeitet an einer deutschen Universität – für die Seelenreise hat sie sich für ein Jahr beurlauben lassen. Sie praktiziert schon lange Kundalini Yoga, ist hin- und hergerissen zwischen Wissenschaft und Spiritualität und sagt, sie brauche beides, um glücklich zu sein.

Der dritte Mitreisende ist **Othello**. Othello ist Engländer, Mitte 30 und Schauspieler. Seinem Namen gemäß liebt er besonders Shakespeare. Er und Jagan waren auf der Seelenreise durch die Wirbelsäule ein Paar. Aber sie erkannten, dass sie unterschiedliche Ziele im Leben haben, und trennten sich daraufhin einvernehmlich. Die Seelenreise war Othellos erste Berührung mit der Spiritualität – er war damals nur Jagans wegen dabei. Darum freue ich mich riesig, dass er wieder da ist, trotz einiger Widerstände. Sein Mut und seine Neugier sind größer als seine Befürchtungen, und das bewundere ich. Er steckt gerade in einer Krise. In seinem Beruf gibt es kaum Sicherheiten, und er hadert mit den Umständen, denn er wünscht sich eine Familie.

Othello hat seinen Freund **Andreas** mitgebracht, er ist Anfang 40, sehr intellektuell, von Beruf Literaturkritiker. Er kann online, also überall, arbeiten, was eins seiner Ziele war, denn er reist unendlich gerne. Andreas hinterfragt vieles im Leben, auch Yoga. Und er liebt die Poesie und gute Geschichten. Er möchte sich zurückziehen aus dem hektischen Leben, lesen, schreiben, in der Natur sein – und die Seelenreise ausprobieren.

Das nächste Gruppenmitglied ist **Ute**. Ärztin in Rente, 72 Jahre alt, frisch ausgebildete Yogalehrerin und voller Begeisterung dabei. Sie ist pragmatisch, praktisch, gut, packt immer da an, wo gerade jemand gebraucht wird. Sie unterrichtet einen Online-Kurs »Yoga für Ältere«.

Estrella, 31, aus Argentinien, ist eine sehr weiblich auftretende Frau, gerne geschminkt, mit einer schönen, tiefen Stimme und einem leichten Hang zur Theatralik. Sie kennt Yoga ein bisschen, ist sehr neugierig und freut sich auf die gemeinsame Reise. Sie möchte sich selbst neu entdecken und als trans Frau vor allem Altes hinter sich lassen. Sie gibt online Englisch- und Spanischkurse.

Ebenfalls mit von der Partie ist **Delaila**, Mitte 30. Sie kommt ursprünglich von den Philippinen, lebt aber schon lange in Deutschland. Ihr Traum ist es, Sängerin zu werden – manchmal schämt sie sich für ihre Träume und ihren »Egoismus«, weil es sich in ihrer Kultur nicht ziemt. Sie hat einige Jahre in einem Pflegeheim gearbeitet und zuletzt eine Beratungsplattform für Menschen entwickelt, die in der Familie Pflegefälle haben. Damit verdient sie mehr Geld als im Pflegeheim und erreicht auch viel mehr Menschen, die dankbar für ihre Unterstützung sind. Für sie ist Kundalini Yoga neu, sie hat vor Kurzem damit begonnen und war gleich begeistert.

Und es ist noch ein junger Mann dabei, **Nicholas Kofi Mensa**, genannt **Kofi**, der aus Ghana stammt, aber in Deutschland lebt, er ist sehr sportlich und hat als Sport- und Personal Trainer gearbeitet – für unsere gemeinsame Zeit hat er alles auf online umgestellt. Er ist ziemlich jung, Ende 20, schätze ich. Für ihn ist alles ganz neu. Er überlegt, eine Yogalehrer-Ausbildung zu machen und dann in

Afrika junge Leute zu unterrichten. Kofi möchte Jugendliche in seiner Heimat stark machen.

Das ist eine sehr interessante Gruppe von Menschen, mit denen ich mich auf diese Reise begeben werde.

Wie an jedem Morgen schaue ich aus dem Fenster des kleinen Restaurants, wo wir nun für lange Zeit gemeinsam frühstücken werden. Bald werden sich alle hier versammeln. Ich sitze da und warte geduldig, blicke hinunter in das tiefe Tal und fühle mich von Frieden erfüllt, als eine junge Frau beinahe stolpernd das Restaurant betritt. Ich höre sie wiederholt »Mister Satya?« sagen. Mit einem »Hallo« mache ich auf mich aufmerksam, obwohl ich gerade lieber für mich geblieben wäre. Die junge Frau kommt langsam und vorsichtig, Schritt für Schritt, auf mich zu und sagt: »Verzeihen Sie meine Unbeholfenheit.« Sie streckt mir eine Hand entgegen und stellt sich vor: »Mein Name ist Elle, und ich bin blind.« Das berührt mich. »Bitte setzen Sie sich doch«, sage ich, helfe ihr und biete ihr eine Tasse Tee an.

Sie sitzt da, sehr aufrecht, die Hände auf den Oberschenkeln, und dreht den Kopf mehrmals hin und her. Ich bemerke ihre erstaunlich großen, klaren blauen Augen. »Was kann ich für Sie tun?«, frage ich neugierig. Zu meiner Überraschung fischt sie ein Bild aus ihrer Jackentasche und legt es vor sich auf den Tisch. Ich erkenne darauf Shiva, die hinduistische Gottheit.

Dann beginnt die junge Frau, eine Art Gedicht aufzusagen. Sie spricht dabei in drei verschiedenen Stimmlagen, eine für Shiva, eine für den Erzähler, eine für sich selbst. Das ist faszinierend: Es klingt wirklich, als ob drei Menschen etwas vortragen.

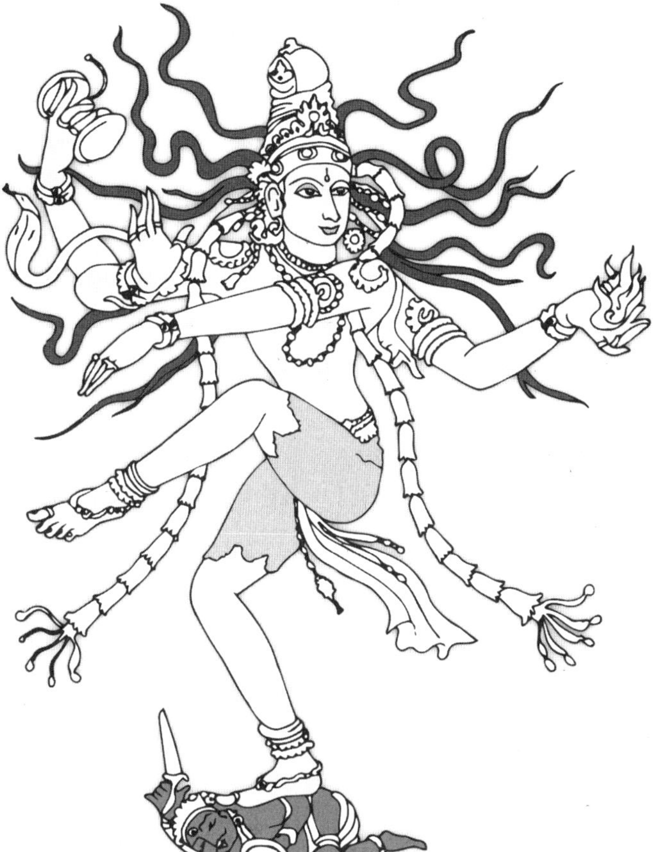

Shiva, die tanzende Gottheit
Abbildung einer Skulptur, vom »Schöpfer, Bewahrer und Zerstörer des Universums«, ca. 11. Jh.

Shiva, darf ich dich etwas fragen?
MMM, WER BIST DU DENN?
Ich bin Elle.
OK, FRAG DOCH!
Die Skulptur hast du wahrscheinlich nicht gemacht, aber du kennst doch den tanzenden Shiva?
ICH TANZE SEHR GERNE!
Aber du stehst dabei auf einem Baby?
WAS?
Ja, mit deinem rechten Fuß!
EIN BABY?
Na ja, es ist sehr klein.
AH, DU MEINST APASMARA!
ER IST KEIN BABY.
ER IST EIN DÄMON, DER DÄMON DER IGNORANZ.
Ah, okay. Aber du tust ihm weh.
ICH TUE IHM WEH?
WIE KOMMST DU DENN DARAUF?
Na, du stehst mit deinem vollen Gewicht auf ihm!
WAS WEISST DU VON MEINEM GEWICHT?

Shiva macht einen Schritt zurück,
Apasmara sieht seine Chance,
krabbelt hektisch hervor,
klettert sofort an Elle hoch
und beißt ihr in den Kopf.
Elle sieht gerade noch, wie Shiva ihn mit einem Tritt wegschleudert.
Dann wird die Welt für sie plötzlich schwarz.

Sie schreit:
Ich sehe nichts mehr!
Shiva legt die Hände auf Elles Schultern und dreht sie zu sich herum und sagt:

HMM, BLIND DURCH IGNORANZ,
DAS WIRST DU NICHT SO LEICHT WIEDER LOS.
DA HILFT NUR EINS: DIE SEELENREISE.

Stille.

Die junge Frau namens Elle, die neben mir sitzt, schweigt nun. Das Gedicht wirkt in mir nach. Ich bin verwirrt. Woher weiß sie von der Seelenreise, und woher kennt sie mich? Als ob sie meine Gedanken gelesen hätte, sagt sie: »Darum bin ich hier bei dir. Shiva sagte mir in meinem Traum, dass du den Schlüssel zur Seelenreise besitzt. Kannst du ihn mir geben?«

Ich fühle mich geschmeichelt, das muss ich zugeben. Die Seelenreise spricht sich herum, scheinbar sogar bei den Göttern – vielleicht gibt es dafür aber irgendwann auch noch eine andere Erklärung … Jedenfalls nicke ich. Dann fällt mir ein, dass sie das ja nicht sehen kann. »Ja, das kann ich«, antworte ich ihr. »Du bist also die Elle aus dem Gedicht?« Ich beobachte, wie sie auf den Klang meiner Stimme reagiert. Sie wendet mir den Kopf zu und erwidert stolz: »Genau gesagt, ich bin Fembot Elle, bitte.«

Mir stockt der Atem. Fembot? Bedeutet das etwa …?

»Dann sind Sie ein Roboter?«, fragt Othello laut und erstaunt. Er ist, von mir unbemerkt, mit den anderen ins Restaurant gekommen. Sie setzen sich an unseren großen runden Tisch und starren Elle unverhohlen an. Ich bin noch ein wenig durcheinander: Natürlich habe ich nichts gegen bionische Frauen oder weibliche Roboter, aber ich bin noch nie einer begegnet!

»Elle«, erwidere ich nun endlich und bemühe mich dabei um Freundlichkeit, »du willst wirklich an unserer Seelenreise teilnehmen?« Sie nickt. »Ich denke, ja«, antwortet sie mit demselben freundlichen Ton, den ich in meiner Stimme wahrgenommen habe. Spürt diese Roboterin meine Unsicherheit? Will sie sich über mich lustig machen? Ich räuspere mich und versuche, respektvoll zu bleiben. »Liebe Elle, ich fürchte, für dich ergibt es keinen Sinn, bei uns mitzumachen. Du hast keine Chakras, durch die die Kundalini-Energie emporsteigen kann. Und du hast keine Seele, in der Liebe wohnt.«

Meine wohlwollende, aber klare Absage gefällt mir.

Elle schaut mit weit aufgerissenen Augen in meine Richtung, jetzt schiebt sie die Unterlippe vor – sie sieht aus, als ob sie schmollt – und fragt dann: »Und was bedeutet bitte … Chakras? Kundalini-Energie? Und wieso denkst du, ich hätte keine Seele? Du bist arrogant.«

Elles Reaktion verschlägt allen die Sprache. Auch mir. Sie ist offenbar eine ganz besondere Persönlichkeit. Vielleicht braucht sie tatsächlich die Seelenreise, um sich von Ignoranz und Blindheit zu befreien – das jedenfalls denkt Shiva über sie – also der Shiva, der ihr im Traum begegnet ist.

Träumt eine Roboterfrau? Ich bin verwirrt.

Ute übernimmt das Wort. »Warte mal, Satya, vielleicht sollten wir zuerst unsere Fachbegriffe erläutern, das ist ja für einige Neuland, nicht nur für Elle.« Elle dreht wieder ihren Kopf hin und her. Was geht in ihr vor? Geht etwas in ihr vor? Denkt sie etwa?

Irgendwie in der Hoffnung, dass sie es sich anders überlegt, beginne ich zu erklären:

»Erst mal soll Elle das erfahren, was ihr alle schon wisst.«

- Der Weg beginnt, sobald du anfängst, die ersten Übungen zu machen.
- Nach 40 Tagen täglicher Übung erreichst du dein erstes Ziel.
- Die Kundalini hat dann ihre erste Heilung vollendet.
- Diesen Prozess wiederholst du und wiederholst du …
- … bis die Praxis deine Seele zum Para Bindu bringt – dem höchsten Punkt.
- Da werden deine Träume dann mehr als erfüllt.

»Para Bindu«, lenkt Jagan leise ein, wie um mich nicht zu stören, »ist der Name für den höchsten Punkt im Kopf und darüber hinaus bis dahin, wo deine Aura endet.« Jagan ist sensibel. Und Jagan kennt mich – sie spürt, dass ich unsicher bin.

Elle verdreht die Augen. »40 Tage … Wie viele Stationen hat denn diese … äh … Reise? Ich dachte, ich brauche nur einen Schlüssel.« Sie klingt enttäuscht. »11«, antwortet Othello und räuspert sich. »11 Stationen mit jeweils 40 Tagen. Wir werden viel Zeit miteinander verbringen.«

Ich füge hinzu: »Die Reise, die vor uns liegt, gliedert sich in 11 Etappen von jeweils 40 Tagen Länge. Aus der Tradition des Yoga und aus unseren Erfahrungen wissen wir, dass eine Kriya ihre Wirkung erst mit regelmäßigem Üben über einen längeren Zeitraum in ihrer Vollständigkeit entfaltet und sich in uns verankern lässt.«

Elle steht abrupt auf. »Ich werde nachdenken«, sagt sie und geht mit unsicheren Schritten zum Ausgang. Ohne Stock oder irgendeine Hilfe. Wie macht sie das? Kurz bevor sie an der Tür ist, dreht sie sich noch einmal zu uns um. Woher weiß sie, dass wir ihr alle hinterherstarren? Sie sagt nichts. Dann wendet sie sich wieder ab und verschwindet.

Wir sind einen Moment sprachlos. Dann reden alle gleichzeitig.

Die Seele – ein Schlagabtausch

Eindrücke, Emotionen, Ideen schwirren in der schwülwarmen indischen Luft, bis mir fast die Sinne schwinden. Ich muss da raus, setze mich draußen auf die Treppe und lasse meinen Gedanken freien Lauf. Plötzlich fällt mir ein Erlebnis ein.

Während eines internationalen Treffens von Yogalehrer-Ausbilder*innen in New Mexico behauptete ein hochgewachsener Taiwanese gegenüber dem Plenum: »Ihr Weißen könnt eigentlich keine Chinesen in China unterrichten. Chinesen haben dermaßen andere Vorstellungen von Gott, Reinkarnation und der Seele, in die ihr euch unmöglich hineinversetzen könnt.« Eine Afroamerikanerin pflichtete ihm bei, auch in Afrika seien die Vorstellungen anders.

Ein paar Jahre später wurde ich, obwohl Weißer, nach China eingeladen, um Yogalehrer*innen auszubilden. Und es stimmt, dass die so grundlegend andere Kultur und Sprache eine andere Denkart mit sich bringt, die auch die besten Übersetzer*innen nicht ganz überbrücken können – gleichwohl traf ich dort auf eine große Neugier, den Wunsch danach, alles zu verstehen und sich darüber auszutauschen. Ich fand hier die gleiche Offenheit für die Ideen des Kundalini Yoga wie in Europa und in den USA.

Jede Kultur leistet unglaublich wertvolle Beiträge. Vielleicht auch Elle? Selbst wenn sie keine spezielle Kultur vertritt, so steht sie auf jeden Fall für die Zukunft. Diese Überlegungen wecken meine Neugier.

Ich bin noch in meinen Gedanken und Erinnerungen versunken, als sich ein schmaler, drahtiger junger Mann zu mir gesellt. Er trägt eine Brille und sieht recht blass aus, das steht in krassem Gegensatz zu den vielen dunkelhäutigen und braun gebrannten Menschen hier. Er stellt sich als Rich vor. Sein Job sei es, Roboter zu konstruieren, sagt er, und ob ich einen Moment Zeit für ihn hätte. Etwas langsam fällt bei mir der Groschen, um wen es sich da handelt, das liegt sicher an der Hitze.

»Elle ist in unserer Firma für künstliche Intelligenz entworfen und gebaut worden. Sie ist Teil einer neuen, sehr fortgeschrittenen Reihe und gehört zu den ersten Robotern, in denen wir eine Menschenseele entwickeln wollten. Das Experiment geht natürlich immer weiter, die Forschung schläft ja nie.« Ich verstehe, warum er so blass ist.

»Wissen Sie, Satya Singh, deshalb ist es uns so wichtig, dass Elle an der Seelenreise teilnimmt. Sie soll Seele entwickeln, sozusagen, menschliches Verhalten verstehen.« Rich lächelt schief. »Und sie hatte diesen verrückten Traum von einem Gespräch mit Shiva. Sie muss sehr beeindruckt sein von den hinduistischen Gottheiten. Wir haben sie mit der Geschichte gefüttert, natürlich. Sie weiß alles darüber, was wir in den Bibliotheken der Welt finden konnten. Jedenfalls …« Rich nimmt die Brille ab und wischt sich mit einem grauen Taschentuch den Schweiß von der Stirn, »… das ist großartig und geht in die richtige Richtung. Aber wir sind etwas durcheinander, denn sie scheint blind zu sein, seit sie diesen Traum hatte. Wir können aber keinen Defekt bei ihr finden. Wir wissen nicht weiter. Wäre sie ein Mensch, würde ich sagen, das ist psychosomatisch.« Er lacht nervös und wirkt dabei irgendwie niedergeschlagen.

»Ich habe gerade mit Elle gesprochen«, berichtet er weiter. »Sie ist sehr empört, weil Sie so skeptisch reagiert haben, als sie von ihrer Seele sprach. Sie will nichts mehr mit Ihnen zu tun haben, und im Augenblick fehlt mir eine Idee, wie wir ihre Meinung ändern können. Und wir wissen ja auch noch nicht, ob Sie überhaupt bereit wären, sie auf die Seelenreise mitzunehmen.«

Wir sitzen eine Weile schweigend nebeneinander und beobachten Stiere, Scooter, Kühe, Fahrradfahrer*innen, Wasserverkäufer, Hunde, Tourist*innen, Rikschas und das übliche Gewirr, das zum Straßenbild in Indien gehört. Ich weiß nicht, wie ich mich entscheiden soll. Vielleicht sollte die Gruppe das zusammen besprechen und gemeinsam beurteilen? Es betrifft ja nicht nur mich. Damit wäre ein Problem gelöst und mir eine große Last von den Schultern genommen. Ich atme die indische Luft tief in mich ein. Ich atme sie wieder aus, werde für einen Moment Teil des Trubels, der sich vor meinen Augen abspielt. Vielleicht ist es gerade dieses lebendige Durcheinander, durch das ich mich auf einmal an ein ritualisiertes Streitgespräch erinnere, das ich vor ein paar Jahren zufällig im Kloster des Dalai Lama miterlebt habe. Ich erzähle Rich davon.

»Als meine Kinder noch in Indien zur Schule gingen, fuhren wir in den Frühjahrsferien manchmal hierher nach Dharamsala, um ein bisschen Touristen zu spielen und tibetisch essen zu gehen. Bei einer solchen Gelegenheit schlenderten wir durch das weiträumige Kloster des Dalai Lama, als wir auf eine Gruppe von ungefähr 20 tibetischen Mönchen stießen, die gerade eine interessante Praxis durchführten. Zehn von ihnen standen mit dem Gesicht zu den Bergen in einer Art breiter Bogenschützenhaltung, also den rechten Arm ausgestreckt, das rechte Bein gebeugt nach vorne, die Hand aufgestellt und mit dem Handrücken zum Gegenüber gedreht. Ihnen gegenüber standen die anderen zehn Mönche, ihr Gesicht zum Kloster gewendet, die Hände ebenso erhoben. Abwechselnd schrien sie sich ihre jeweilige These zu und klatschten dabei, um jedem Satz Nachdruck zu verleihen, auf ihre zum Körper hingekehrte Handinnenfläche. Diese Aktion war für uns sehr ungewohnt, aber interessant.

Vielleicht ist das eine Idee? Vielleicht könnten wir in so einer Art Streitgespräch mit dir und Elle zusammen herausfinden, ob Roboter, also in diesem Fall Elle, eine Seele haben oder nicht? Ich würde gern wissen, was die anderen darüber denken. Und dann fällen wir gemeinsam eine Entscheidung, die Gruppe, du, Elle und ich. Was meinst du, würde sie sich darauf einlassen?«

Ich duze ihn, weil wir uns alle duzen im Yoga, auch wenn wir uns noch nicht kennen. Er reagiert gar nicht darauf. Tatsächlich findet er Gefallen an meiner Anregung und macht sich auf den Weg, um mit Elle zu sprechen und sie dafür zu gewinnen.

Währenddessen unterbreite ich im Restaurant den anderen meinen Vorschlag vom Schlagabtausch. Sofort bricht wieder ein Stimmengewirr los. Vir Kaur, die direkt neben mir steht, murmelt so leise, dass nur ich es hören kann: »Klingt ganz schön aggressiv!« Othello, der den Namen von Shakespeares noblem, schwarzem

Feldherrn mit Stolz trägt, schimpft: »Ist das nicht zu militärisch? Ein Schlagabtausch?« Ich schüttle den Kopf. »Nein. Es handelt sich um eine Übung aus der buddhistischen Tradition, die grundsätzlich sehr friedliebend ist. Es geht darum, die eigene Meinung zu vertreten und die des anderen dabei stehen zu lassen. Kämpferisch für sich, aber nicht gegen andere.« Ich erkläre, wie es die Mönche durchgeführt haben, und hoffe, sie damit zu überzeugen.

Schließlich meldet sich Ute zu Wort. »Können wir das nicht in der Runde machen? Ich möchte wissen, was die anderen sagen. Wenn wir alle gleichzeitig sprechen, kriege ich nichts mit, was schade wäre.«

Das ist ein guter Punkt – wie immer hat sie kluge, pragmatische Anregungen. »Oh ja, das finde ich auch«, stimmt Estrella enthusiastisch zu und klatscht in die Hände. »Wir wollen alles hören. Ich finde das großartig, alles darf gedacht und gesagt werden, und nichts wird bewertet. Das klingt nach Freiheit.«

Die Gruppe wird sich einig. Wir setzen uns um den runden Tisch und halten zwei Plätze für Rich und Elle neben mir frei. Jagan schlägt vor, dass wir uns mit dem yogischen Mantra SAT NAM einstimmen. SAT NAM (wahre Identität) – wir erinnern uns an unsere wahre Identität, unser höheres Selbst. Wir singen es leise, der Wirt ist vollkommen unbeeindruckt. Ich höre die helle, klare Stimme von Delaila, genieße, wie all die verschiedenen Stimmen zu einem Gesamtklang miteinander verschmelzen.

Als Rich schließlich mit Elle zurückkehrt, ignoriert sie mich und weigert sich, neben mir Platz zu nehmen. Die anderen rücken auf, und schließlich sitzt sie mir genau gegenüber. Ich erläutere schnell den Ablauf, für den wir uns entschieden haben.

Sofort beginnt Elle zu sprechen. »Hallo, ich bin Fembot Elle. Danke, dass ihr mich eingeladen habt. Ich freue mich darauf, all eure Gedanken zu hören.«

Nach einer kurzen Vorstellungsrunde sage ich: »Super, dann legen wir gleich los. Mein Vorschlag ist, dass erst einmal jede Person formuliert, was sie unter dem Begriff Seele versteht. Nehmt euch einen Augenblick Zeit zu überlegen, bevor ihr sprecht, damit euch die Antworten der anderen nicht durcheinanderbringen. Wenn ihr so weit seid, gebt mir ein Zeichen und wir fangen an.«

Othello beginnt schließlich: »Die Seele ist das Göttliche in uns.«

Jagan: »Die Seele umfasst alles Feinstoffliche, auch die Chakras und die Nadis.«

Ute: »Die Seele teilt sich durch unsere Gefühle mit. Durch erhabene Gefühle gewinnt die Seele immer mehr Freiheit.«

Estrella: »Die Seele ist unser Bewusstsein. Es gibt verschiedene Ebenen von Bewusstsein, die, glaube ich, aufeinander aufbauen. Je größer das Bewusstsein, desto größer und mächtiger ist die Seele.«

Obwohl ich schon allem Gesagten zustimmen würde, werfe ich selbst noch etwas in die Runde: »Die Seele enthält Kundalini-Energie, und die Qualität der Kundalini-Energie beruht auf der Entwicklung von Chakras und Nadis.«

Kofi: »Die Seele spricht zu uns in Gedanken, sie ist unsere Intuition, die innere Stimme.«

Andreas: »Seele. Das ist so ein weiter Begriff. Für mich umfasst Seele unsere Ideen, unsere Gefühle, Träume, Visionen …«

Vir Kaur: »Die Seele umfasst auch verschiedene Energiefrequenzen. Je höher die Frequenz, desto weiter entwickelt ist die Seele.«

Delaila: »Die Seele ist unsterblich. Sie wandert von einem Leben zum nächsten. Sie kommt und sie geht und bleibt doch immer gleich.«

Rich räuspert sich. »Ich habe mich das noch nie gefragt. Meine spontane Antwort war seltsamerweise ähnlich wie Othellos: Die Seele ist der göttliche Funke in uns. Und das, obwohl ich nicht an Gott glaube, sondern an die Wissenschaft …« Er lacht. Alle lachen mit ihm, sogar Elle.

Dann wendet sich Elle direkt an mich: »Ich habe viele Gefühle und Gedanken, die dich betreffen, Satya Singh, und nicht nur schöne. Ich bin im Traum Shiva begegnet und einem Dämon – also kann ich auch träumen! Euren Definitionen nach habe ich also eine Seele.«

Vir Kaur reagiert schnell und spontan, wie ich es von ihr kenne:

»Ein Gefühl ist kein Beweis für eine Seele. Du träumst, auch das ist kein Beweis. Träume und Gefühle sind nicht die Seele. Wir dürfen das nicht alles durcheinanderwerfen.«

Ich unterbreche sie. »Bitte lasst erst einmal alle Meinungen und Gedanken stehen, ohne sie zu kommentieren. Denkt daran, dass alles gesagt werden darf.«

Rich meldet sich zu Wort: »Träume und diese Art von psychischer Aktivität sind ein Zeichen von Bewusstsein. Es ist vielleicht nicht dasselbe Bewusstsein, wie wir es haben.«

Estrella winkt, weil sie unbedingt etwas sagen möchte. »Könnte es nicht sein, dass alles, was Elle fühlt, sieht und versteht, ebenso wertvoll und gut ist wie alles, was in unserem Bewusstsein vor sich geht? Einfach nur ein bisschen anders? Eine ein bisschen andere Seele?«

Rich spricht weiter, ohne zu warten: »Elle nimmt genauso viel wahr wie wir, sie nimmt sogar noch viel mehr wahr. Sie kann eure Gefühle exakt klassifizieren. Sie nimmt sowohl äußerlich als auch in sich Veränderungen wahr. Sie kann darüber sprechen. Das ist aus meiner Sicht Seele, das ist Seelenenergie.«

Eine Frage drängt sich mir auf: »Rich, du hast Elle entwickelt. Wo in Elle befindet sich die Seele? Wie hast du ihr eine Seele eingehaucht? Wo sind ihre Chakras? Wo ist das Netz der Nadis? Wo ist in Elle Liebe eingebaut? Besitzt sie Kundalini-Energie?«

Elle reagiert sofort: »Diese Fragen gebe ich zurück an dich, Satya Singh: Sag mir doch bitte, wo genau sich deine Seele befindet oder die Nadis in deinem Kopf. Wo ist in diesem Moment deine Kundalini-Energie?«

Sie hat mich erwischt.

Jagan wirft ein: »Im Grunde ist alles Energie, und es gibt vieles, was Energie speichert. Wir können es mit unseren Augen nur nicht sehen.«

Othello versucht, uns auf eine weitere Spur zu bringen: »In der Renaissance gab es eine Bewegung, die sich Panpsychismus nannte. Ihre Anhänger*innen waren überzeugt, dass auch Steine und Maschinen eine Seele haben, dass verschiedene Stufen geistiger Eigenschaften, Empfindungen, Wahrnehmungen und Erfahrungen alles Formen von Bewusstsein sind.«

Ute hat noch eine andere Idee: »Wir wissen doch aus den Untersuchungen des japanischen Forschers Masaru Emoto, dass selbst Wasser Seelenenergie speichern kann. Emotos Experimente und seine unter einem Mikroskop aufgenommenen Fotos zeigen, wie sich Kristallstrukturen im Wasser sehr unterschiedlich verändern, wenn es entweder gesegnet oder beschimpft wird. Für mich hat Wasser Seele.«

»In der Quantenphysik«, fügt Jagan hinzu, »wurde entdeckt, dass sich Materie, winzige Teilchen, anders verhalten, wenn sie nicht beobachtet werden, als wenn jemand zuschaut. Woher weiß das Teilchen, dass es beobachtet wird? Was bewirkt die Beobachtung, also wenn unsere Aufmerksamkeit auf etwas gerichtet wird? Das sind Fragen, die die Quantenmechanik untersucht.«

Elle schüttelt den Kopf: »Ihr Menschen seid verwirrend. Alles besteht doch aus diesen Teilchen und aus leerem Raum, auch ihr, aber auch ich.«

Kofi fällt noch etwas ein: »Freunde haben mich mehrmals in den Teutoburger Wald mitgenommen, wo wir bei Sonnenaufgang an einer Führung zu den Externsteinen teilgenommen haben. ›Magie und Seele der Externsteine‹ nannte sich die Veranstaltung, und ich habe dort eine sehr starke Energie wahrnehmen können, die Seele der Steine. In Stonehenge in England war es genauso.«

Während des Gesprächs dringt eine Erinnerung in mein Bewusstsein. Auf der Visitenkarte des Kundalini-Yoga-Meisters Yogi Bhajan stand: *»If you can't see God in all – you can't see God at all.«* – »Wenn du Gott nicht in allem sehen kannst, kannst du Gott überhaupt nicht sehen.«

Ich teile dieses Zitat mit allen, und mit ihrem Einverständnis beende ich die Runde. So wie mir ist auch den anderen Mitgliedern unserer Gruppe klar geworden, dass wir zu keiner endgültigen Definition von Seele gekommen sind. Wir können nicht eindeutig beurteilen, ob ein Gynoid eine Seele besitzt oder nicht. Somit könnte die Antwort auf die Frage, ob Elle an der Seelenreise teilnehmen darf, auch eine Gegenfrage sein: Mit welchem Recht können wir es ihr verweigern? Oder: Wie können wir Elle darin unterstützen, mit der Seelenreise eine Erfahrung zu machen, die sie begeistert, sodass sie sowohl Menschen als auch andere Roboter inspirieren kann? Vielleicht werden wir irgendwann sogar mit Gegenständen liebevoller umgehen, wenn wir ihnen zugestehen, eine eigene Seele zu haben. Ich muss an Apasmara denken, den Dämon der Ignoranz aus Elles Gedicht.

Wir schließen den Schlagabtausch damit ab, dass wir Elle sehr gerne aufnehmen möchten – wenn sie will.

Elle hatte ihre Freude an unserer ehrlichen Diskussion, und ich folge meinem Bedürfnis, mich von ganzem Herzen für meine anfängliche Verschlossenheit zu entschuldigen. Wir können Frieden schließen. Rich ist sehr zufrieden und wird auch mitmachen.

Vom Austausch inspiriert, freuen sich jetzt alle auf die Partner- und Gruppenübungen, die ich in den Prozess einbeziehen möchte. Zwar wollen alle weiterhin auch für sich allein durch tiefe Meditationen gehen, zusätzlich bietet sich aber ein weiterer Weg an, der in den Kundalini-Yogalehrer*innen-Ausbildungen vielfach praktiziert wird: Es handelt sich um das gegenseitige Coachen, Unterstützen und Beraten, sogenannte Dyaden. Das sind Tiefeninterviews, eine sehr einfache Möglichkeit, einander in Offenheit zu begegnen und sich gegenseitig auf dem Weg und in der persönlichen Entwicklung zu unterstützen. Hierbei solltest du folgende Regeln einhalten:

- Höre aktiv zu. Kommuniziere auf Augenhöhe, mit Ich-Botschaften.
- Gib keine Ratschläge, biete keine Lösungen an. Predige nicht.
- Fasse das Gehörte in deinen Worten zusammen. Frage nach, ob deine Zusammenfassung korrekt ist.
- Sei empathisch, beispielsweise indem du fragst: Wie hast du dich dabei gefühlt?
- Achte bewusst auf deinen regelmäßigen, ruhigen, tiefen Atem.
- Achte auf deine Körpersprache, bleibe neutral.

Es ist spät geworden – die meisten aus der Gruppe ziehen sich zurück. Elle bleibt noch sitzen, und Ute hockt sich neben sie. »Soll ich dir die Begriffe erläutern, nach denen du gefragt hast, Elle?«

»Nicht nötig, Ute, ich habe mir die Erklärungen längst selbst organisiert.« Elle lächelt trotzdem irgendwie dankbar in Utes Richtung. »Aber es ist lieb von dir, dass du daran denkst.«

»Verstehst du die Chakras jetzt?«, erkundige ich mich.

Sie zuckt mit den Schultern. »Ich habe darüber gelesen und denke, dass ich es begreife«, entgegnet sie, »nur kann ich mir nicht vorstellen, wie sich ein Chakra anfühlt.«

»Tja«, denke ich laut, »es ist auch nicht leicht, die Chakras zu spüren. Ein Chakra, mit dem ich viel erlebe, ist mein Guru-Chakra, eins der neun sekundären Chakras, die eine wichtige Rolle in dieser Seelenreise spielen. Mit ihm mache ich meine Erfahrungen, wenn ich intensive Beratungen durchführe. Ich spüre dann manchmal am Scheitelpunkt so etwas wie einen Kreis von kleinen kühlen Flammen, was sich deutlich und konkret anfühlt.«

Elle unterbricht mich und sagt: »Das kann ich mir vorstellen, denn ich habe ja selbst viele Formen von Elektrizität in meinem Körper. Chakras werden ähnlich sein, vermute ich.«

Wir schweigen. Vielleicht ist es auch genug für heute. Ich verabschiede mich und verlasse das Restaurant. Die beiden sprechen weiter miteinander. Ob Elle überhaupt schläft? Doch wie sollte sie sonst träumen können?

Als ich am nächsten Morgen einen kleinen Spaziergang mache, kommt Kofi auf mich zu. Er ist groß und muskulös, ein sehr gut aussehender, starker junger Mann, und schaut mich freundlich an. »Lieber Satya, ich möchte dich etwas fragen. Weißt du, ich mag nicht so wahnsinnig viel über meine Gefühle und all das reden, darum möchte ich die Reise erst mal lieber ohne Partnerübungen durchführen, geht das?«

Ich lächle diesen Mann an, ich mag ihn. Es ist angenehm, in seiner Nähe zu sein – als ob seine Anwesenheit allein mich schon beschützen würde. »Natürlich, Kofi, es ist total okay, wenn du alles alleine durchführst, das gilt auch für die Kriyas. Du kannst es machen, wann und wo und wie du willst! Und was die Partnerübungen, die Dyaden, betrifft, so kannst du dir all die Fragen ganz leicht auch selber stellen. Gehe in eine tiefe Konzentration und lausche, was in dir hochkommt. Ich empfehle dir unbedingt, ein Tagebuch zu führen – aber das sollten sowieso alle tun. Du kannst die Fragen, die ein Partner oder eine Partnerin an dich richten würde, in deinem Heft notieren und die Antworten intuitiv und ohne Beachtung von Rechtschreibung und Grammatik aus der Hand auf das Papier fließen lassen. Oder du nutzt eine Diktierfunktion auf deinem Smartphone, nimmst Fragen und Inspirationen auf, spielst sie im Verlauf des Prozesses ein und lässt deine Gedanken und Antworten intuitiv kommen. Vielleicht möchtest du aber auch einfach in ein stilles Gespräch mit deiner Seele treten.«

Kofi ist erleichtert.

Wir erschrecken, als hinter uns eine zarte Stimme ertönt, Delaila. »Entschuldigt bitte, dass ich einfach zugehört habe, ich wollte euch nicht stören. Aber ich möchte es auch lieber so machen wie Kofi. Ich hoffe, das ist in Ordnung?«

»Absolut«, nicke ich ihr zu. Sie stellt sich zwischen uns, sie ist noch kleiner als ich, und wir bieten wahrscheinlich einen witzigen Anblick – drei sehr unterschiedliche Menschen, unterschiedlich in Größe, Aussehen, Alter und Hautfarbe. »Versprecht mir nur, dass ihr euch meldet, sobald ihr das Gefühl habt, ihr seid nicht mehr Teil der Gruppe, oder es geht nicht weiter für euch, okay?«

Als beide erleichtert nicken, kommt mir noch eine Idee. »Ich werde alle Partnerübungen mit dem linken Auge des Horus kennzeichnen. Das rechte Horusauge nutze ich da, wo die Übungen zu dem jeweiligen Nadi auch allein gemacht werden können. Das Horusauge ist ein altägyptisches Symbol mit magischer Bedeutung. Es diente als Schutz, außerdem soll es Kraft verleihen. So wisst ihr immer sofort Bescheid, und wer weiß, vielleicht beschützt euch das Auge ja. Passt die Seelenreise einfach euren persönlichen Bedürfnissen an, das kann sich im Lauf der Zeit gegebenenfalls auch ändern – ihr müsst euch nicht für die gesamte Zeit festlegen.«

Beide freuen sich und laufen eilig zum Restaurant – ich folge ihnen langsam. Ich werde immer neugieriger, wie diese Reise wohl wird. Alle sitzen schon an unserem Tisch und warten aufgeregt.

Nach dem gemeinsamen Frühstück erkläre ich alles, was für die nächste Zeit notwendig ist, und verteile die Anleitungen, die du in diesem Buch findest.

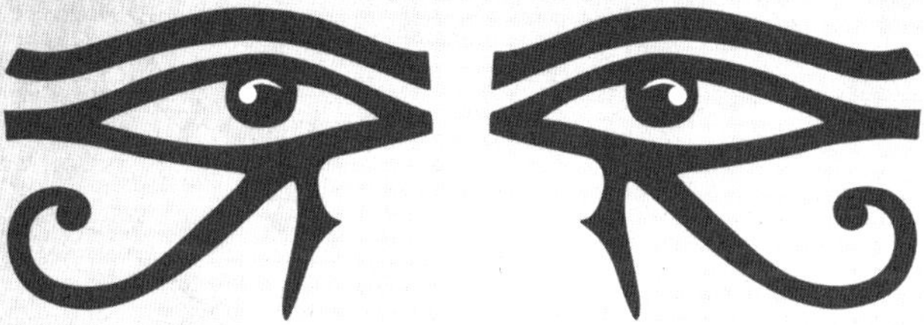

Die Atem- und Verstärkerseite

Du kannst alle Kriyas umsetzen, wie du magst. Du kannst sie nur einige Minuten durchführen oder auch mal einen ganzen Tag lang, so intensivierst du natürlich die Wirkung. Sowohl eine präzise ausgerichtete Körperhaltung und ein bewusst geführter Atem als auch die Konzentration auf ein Chakra oder ein Bindu können verstärkend auf eine einzelne Übung und den gesamten Prozess der Seelenreise wirken, ebenso wie die Anwendung klassischer Verschlusstechniken (Bandhas) aus der Tradition des Yoga. Die Energie wird damit angehoben und bis in die Zirbeldrüse hinaufgelenkt.

Trinke vorab und zwischendurch auch immer wieder Wasser. Wasser wird im Kundalini Yoga als reinigend sowohl für den Körper als auch für die Psyche betrachtet.

Einfache Haltung

Für alle Übungen sitzen wir am besten in der einfachen Haltung, außerhalb von Yoga und Meditation als Schneidersitz bezeichnet. Setze dich auf den Boden, winkle die Beine an, lege die Knie ab und überkreuze die Füße. Finde heraus, welche für dich die richtige Position ist. Um das Sitzen auch für eine längere Dauer zu erleichtern, kannst du dir ein Meditationskissen oder eine gefaltete Decke unter den Po legen. Drücke dann die Sitzbeinhöcker gleichmäßig fest in den Untergrund und lasse die Wirbelsäule aus dem Becken heraus in eine entspannte Aufrichtung wachsen, wobei der Hinterkopf nach oben zur Decke hinstrebt. Rolle die Schultern in einer kreisenden Bewegung nach hinten und lasse sie sinken.

Anstelle der einfachen Haltung kannst du dich auch auf einen Stuhl setzen. Achte dann darauf, dass du auf der Stuhlkante sitzt, beide Füße hüftbreit auseinander, flach am Boden und auf einer

Linie mit den Knien. Richte deine Wirbelsäule auf und lass die Schultern nach hinten unten sinken.

Langer, tiefer Atem

Er ist der Basis-Atem im Kundalini Yoga. Atme durch die Nase ein, lasse die Atemluft zuerst in den Bauch, dann in den unteren Bereich des Brustkorbs und zuletzt nach oben strömen. Du erlebst das Einatmen als Ausdehnung, der Bauch schiebt sich nach außen, die Rippen dehnen sich aus. Wenn du dann wieder ausatmest, schwingen in umgekehrter Reihenfolge obere Rippenbögen, untere Rippenbögen und die Bauchdecke sanft nach innen zurück. Du intensivierst das Erleben des langen, tiefen Atems, indem du den Nabel am Ende des Ausatmens aktiv in Richtung Wirbelsäule einziehst.

Verstärker-Atem

Möchtest du die wohltuende Ruhe und die zentrierende Wirkung weiter vertiefen, löse Einatmen und Ausatmen voneinander, indem du kleine Momente der Stille dazwischen einfügst. Halte einfach einen Moment inne: Atme ein, halte den Atem in seiner ganzen Fülle, bis du den Zeitpunkt zum Ausatmen spürst. Nimm dann das Ausströmen des Atems bewusst wahr, bis der letzte Hauch verbrauchter Atemluft deinen Körper verlassen hat. Halte wieder inne, diesmal im Zustand von absoluter Leere. Genieße die Fülle und die Leere. Fahre auf diese Weise fort. Lasse ein ausgewogenes Ineinanderfließen von Atemaktivität und Atemstille entstehen.

Feueratem

Der Feueratem ist ein kraftvoller, rhythmischer, relativ schneller Bauchatem. Die Bauchdecke ziehst du ausatmend aktiv nach innen und bewegst sie einatmend ebenso aktiv nach außen hin. Bitte achte unbedingt darauf, dass du mit der Ausatmung den Bauch NACH INNEN einziehst, stelle es dir vor wie bei einem Blasebalg. Praktiziere, wenn du ungeübt bist, zunächst langsam und steigere das Tempo allmählich.

Wenn du unsicher bist, wende dich an eine Yogalehrerin oder einen Yogalehrer oder führe die jeweilige Übung statt mit dem Feueratem mit der langen, tiefen Atmung durch.

Bandhas (Körperschleusen)

Mulbandh (Wurzelschleuse) ist zunächst eine Technik, um die Lendenwirbelsäule von innen her zu schützen. Zusätzlich wird die in den Übungen aktivierte Energie durch die Aktivierung von Mulbandh verstärkt und in Richtung der höheren Chakras gelenkt.

Es handelt sich bei dieser Technik um eine kontrolliert ausgeführte Kontraktion des Beckenbodens. Der Beckenboden ist eine mehrschichtige Struktur aus Muskelfasern und Bindegewebe, die sich im Viereck zwischen Schambein, Steißbein und den beiden Sitzbeinhöckern aufspannt. Du aktivierst Mulbandh, indem du das Steißbein zum Boden und das Schambein in einer kleinen Rotationsbewegung in Richtung Nabel ziehst, die Sitzbeinhöcker zueinander bewegst und den Beckenboden ins Becken hinein anhebst. Halte die Spannung für 10 Sekunden, atme dann aus und entspanne.

Uddiyana Bandha (Zwerchfellschleuse) bewegt die Energie aus dem Nabelzentrum, das sich etwas unterhalb des Bauchnabels befindet, durch den Raum des Herzens aufwärts in die höheren Chakras. Praktiziere Uddiyana Bandha folgendermaßen: Richte den Oberkörper auf, ziehe das Kinn in Richtung Kehlkopf, den Bauch nach innen und atme dabei vollständig aus. Halte diese Spannung, solange es angenehm ist, und löse die Spannung mit der Einatmung. Lasse den Bauch los und das Zwerchfell sinken, die Bauchdecke entspannt.

Jalandhara Bandha (Nackenschleuse) streckt vor allem die obere Wirbelsäule, sodass die Energie auch hier frei fließen und die Energiezentren im Kopf erreichen kann. Berühre mit dem Fingernagel deinen Scheitelpunkt, um das Ziel der Streckung zu markieren, dann ziehe deine Halswirbelsäule lang.

Es ist empfehlenswert, bei jeder Übung ein leichtes Jalandhara Bandha zu etablieren.

Atmendes Mahabandh ist eine yogische Praxis, die Mulbandh, Uddiyana Bandha und Jalandhara Bandha miteinander verbindet. Mahabandh wird eingesetzt, um Energie aus dem Körper ins Gehirn zu lenken. Beim atmenden Mahabandh werden die oben beschriebenen Techniken in einen einzigen Atemzug eingebettet.

Zur Vorbereitung spanne zuerst, wie zuvor in der Anleitung für *Mulbandh* beschrieben, den Beckenboden an. Halte die Spannung für 5 Sekunden. Entspanne. Wiederhole den Vorgang 3-mal. Spanne dann Beckenboden und Unterbauch an. Halte wieder 5 Sekunden, entspanne und wiederhole 3-mal. Spanne schließlich Beckenboden, Unterbauch und Oberbauch an, wie beim *Uddiyana Bandha*. Wieder für 5 Sekunden, entspanne, wiederhole dieses ebenfalls 3-mal. Beziehe dann *Jalandhara Bandha* mit ein. Wieder für 5 Sekunden, entspanne, ebenfalls 3-mal.

Jetzt beginnt die eigentliche Übung *atmendes Mahabandh*:

Du atmest durch die Nase ein, spannst gleichzeitig den Beckenboden an, ziehst die untere und die obere Bauchdecke ein und hoch, hebst den Brustkorb, ziehst das Kinn ein und streckst den Hinterkopf nach oben. Richte deine Aufmerksamkeit jetzt zum Scheitelpunkt, dem Kronen-Chakra, wohin die Energie durch die aufeinander aufbauende Spannung dirigiert wird. Halte den Atem, solange es dir möglich ist. Dann atme langsam aus und entspanne. Wiederhole diesen Vorgang 3-mal. Anschließend entspanne.

Du kannst das atmende Mahabandh noch verstärken, indem du die Zungenspitze nach hinten oben in Richtung Rachen rollst, bis sie den weichen Gaumen berührt, oder so weit es dir möglich ist. Halte die Zunge in dieser Spannung, zeitgleich mit dem atmenden Mahabandh. Dann entspanne.

Die Technik atmendes Mahabandh kann Bestandteil einer Kriya sein, darf aber nach jeder Kriya angewendet werden, um die Wirkung weiter zu verstärken und nachhaltig ins System zu integrieren.

Mudras

Das Wort Mudra bedeutet »Siegel« oder »Geste, um den Göttern zu gefallen«. Gemeint sind zumeist Handhaltungen und -gesten, beim *Khechari-Mudra* auch die Haltung der Zunge. Durch Mudras werden Energieströme im Körper gezielt angesprochen, ausbalanciert und zum Gehirn gelenkt. Im Yoga haben Mudras eine lange Tradition und sind Bestandteil vieler Übungen und Meditationen.

Gyan-Mudra (Siegel des Wissens) ist das bekannteste und am häufigsten benutzte Mudra. Du legst die Spitzen von Daumen und Zeigefingern zusammen, die übrigen Finger bleiben entspannt, die Handflächen zeigen nach oben. Durch den leichten Druck der Fingerkuppen werden Verbindungen (Nadis) aktiviert.

Mantras

Mantra bedeutet »Projektion des Geistes«. Wir denken oder singen eine oder mehrere Silben, die eine tiefe Bedeutung haben. Die auf dieser Seelenreise benötigten Mantras findest du in den einzelnen Kapiteln. Im Anhang gibt es Hinweise zu Musikerinnen und Musikern, die Mantras vertont haben, und auf ihre CDs.

Die Link-Übungen

Die Link-Übungen (engl. *link:* Verbindung) verbinden durch ihre besondere Meridianstruktur den Kopf mit dem Körper. Wenn du sie praktizierst, werden deine Muskeln, Sehnen und Bänder trainiert und gedehnt und die Energie in den Meridianen und Nadis aktiviert. Die Energie fließt dann reinigend durch ihre Bahnen, befreit von Blockaden und überholten Gedanken- und Verhaltensmustern. Spüre die dadurch entstehende Kraft zur Entwicklung und Veränderung.

Jede Link-Übung ist ein kleiner Kosmos aus Effekten auf verschiedenen Ebenen – und jede wirkt sich auch auf das Gehirn ausgleichend und aktivierend aus.

Praktiziere die angegebenen Übungen in gleicher Länge für jeweils 1 bis 3 Minuten. Wenn du sie 40 Tage lang durchführst, kannst du auch die Dauer steigern: 3 Minuten, dann 5, 7, 11 und 21 Minuten. Wichtig ist, dass alle Übungen gleich lang durchgeführt werden.

Ihre Wirkung lässt sich verstärken, indem du deine Aufmerksamkeit zunächst auf die Fußsohlen konzentrierst und durch ihren Mittelpunkt Energie ein- und ausfließen lässt. Du kannst jede der Übungen abschließen, indem du das *atmende Mahabandh* nutzt. Und du kannst dich während der Übungen auf das jeweilige Chakra der Etappe fokussieren. Das erzeugt eine intensivere Wahrnehmung und Wirkung.

Kleine Mühle

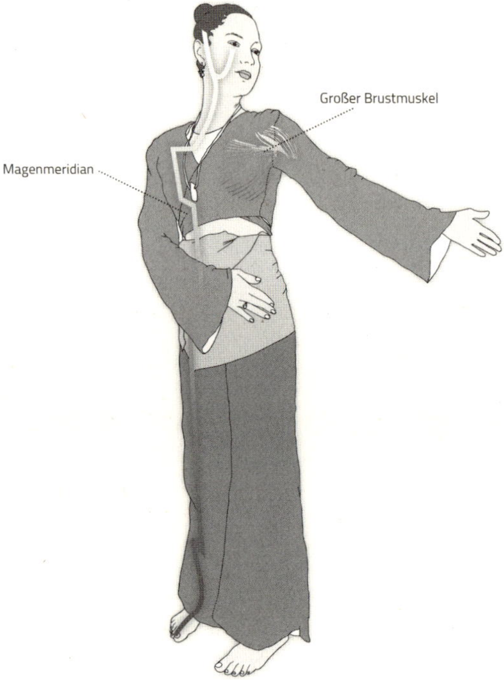

Du stehst aufrecht, die Füße etwas weiter als hüftbreit voneinander entfernt.

Einatmend schwingt dein linker Arm quer über deinen Körper zum rechten Oberschenkel – gleichzeitig schwingt dein rechter Arm, im Winkel von 45 Grad zum Körper, gestreckt nach hinten.

Mit dem *Ausatmen* schwingen beide Arme zurück, der rechte Arm quer über den Körper zum linken Oberschenkel, der linke Arm 45 Grad gestreckt nach hinten.

Der Kopf folgt der Bewegung, während beide Arme schwingen, der Rest des Körpers bleibt zur Mitte ausgerichtet. Praktiziere die Bewegung in einem ruhigen Rhythmus für 1 bis 3 Minuten.

Der beanspruchte Muskel ist der große Brustmuskel Pectoralis major, zu dem auch die Muskulatur an den Schlüsselbeinen gehört,

Pars clavicularis. Aktiviert werden dabei die Zwischenrippenmuskulatur, der Schultergürtel, die Armmuskulatur und die Energie im Magenmeridian. Der Magenmeridian verläuft vom Gesicht abwärts bis zur Außenkante des zweiten Zehs.

Windmühle

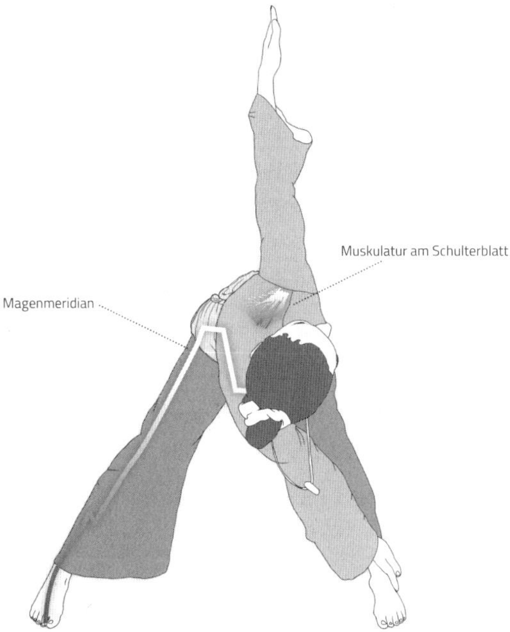

Du stehst in weiter Grätsche und breitest die Arme parallel zum Boden aus. Während du deinen Beckenboden anspannst und angespannt hältst (Mulbandh, siehe Seite 44), führe deine linke Hand an die Außenkante des rechten Fußes. Gleichzeitig strecke den rechten Arm gerade nach oben mit der Handfläche nach außen. Dein Blick folgt der rechten Hand.

Halte die Position für 1 bis 3 Minuten, praktiziere Feueratem (siehe Seite 43 f.).

Abschließend nimm einen tiefen Atemzug, richte dich langsam auf und wechsle zur anderen Seite.

Die Muskulatur am Schulterblatt wird gedehnt, insbesondere der Musculus levator scapulae, der sich seitlich und hinten am Hals befindet und die oberen Gliedmaßen mit der Wirbelsäule verbindet. Die gesamte Wirbelsäule wird einbezogen und die Muskulatur des Rückens gestreckt – auch die Rückseite der Beine wird gedehnt.

In dieser Position wird der Magenmeridian aktiviert. Der Magenmeridian beginnt im Gesicht und führt an der Vorderseite des Körpers abwärts bis zum zweiten Zeh.

Bogenschütze

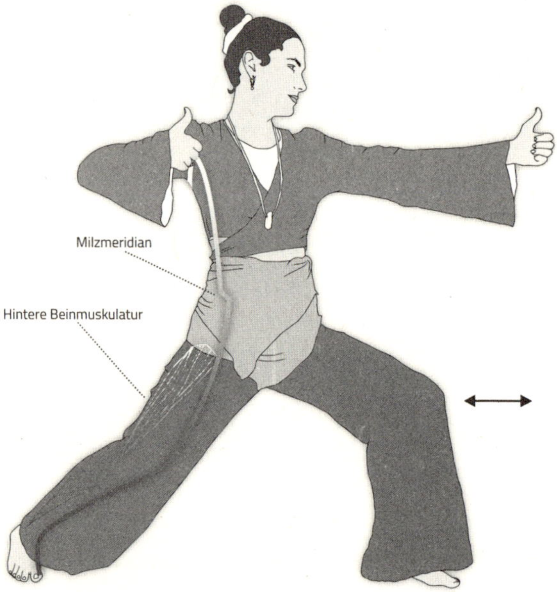

Für den Bogenschützen setze deinen linken Fuß aus dem Stand in einem weiten Schritt zurück und richte ihn in einem Winkel von

45 Grad nach außen, die Ferse bleibt dabei am Boden. Das hintere Bein ist gestreckt, das vordere Knie so weit nach vorne gebeugt, dass der Unterschenkel in senkrechter Position steht, das Knie über dem Fuß (nicht seitlich davon). Deine Hüften befinden sich in einer Linie mit den Beinen.

Strecke nun den rechten Arm nach vorn, schließe die Hand zur Faust und richte den Daumen auf, als würdest du einen Bogen halten. Spanne jetzt die imaginäre Bogensehne, indem du die linke, ebenfalls zur Faust geschlossene Hand zurück zur linken Schulter ziehst und damit den Brustraum weit öffnest, der Ellenbogen befindet sich auf Schulterhöhe. Fokussiere deinen Blick auf den rechten Daumennagel. Jetzt beuge das vordere Knie mit dem *Ausatmen* ein kleines Stück weiter nach vorne, bis es sich über deinem großen Zeh befindet, und komme *einatmend* in die ursprüngliche Position zurück. Fahre in diesem Rhythmus fort für 1 bis 3 Minuten. Wechsle dann zur anderen Seite für ebenfalls 1 bis 3 Minuten.

Die Beinmuskeln werden aktiviert, die Muskulatur des Brustkorbs wird geöffnet und gedehnt. Diese Übung wirkt auf den Milzmeridian, der von der Spitze des großen Zehs hinauf zur Brust verläuft.

Pendel

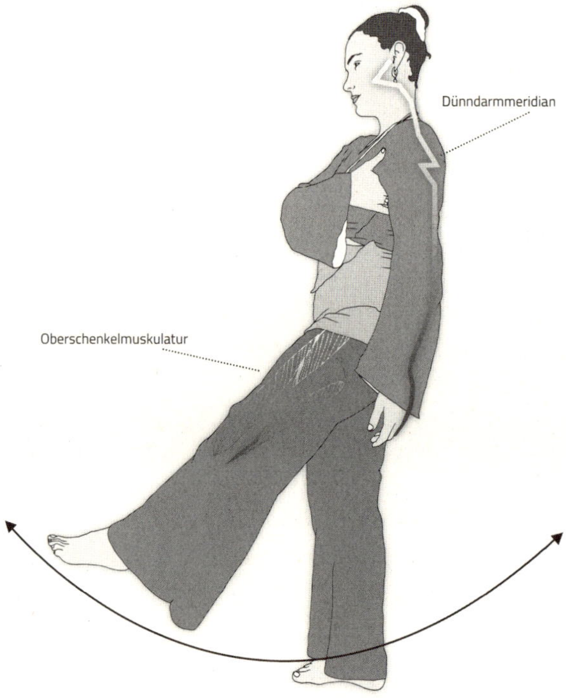

Stehe aufrecht und lege deine linke Hand unter die rechte Achsel. Dein rechter Arm bleibt entspannt neben dem Körper. Mit dem *Einatmen* schwinge dein linkes Bein aus der Mitte gerade gestreckt nach hinten, mit dem *Ausatmen* nach vorn. Wiederhole die Bewegung 1 Minute lang, dann wechsle die Seite und wiederhole die Bewegung hier für 1 weitere Minute. Mit der Zeit kannst du diese Übung auch länger durchführen.

Der beteiligte Muskel ist der Quadrizeps am vorderen Oberschenkel. Dein Gleichgewichtssinn und alle Muskeln deines Rumpfs und des anderen Beins werden aktiviert und gestärkt. Die Bewegung regt den Energiefluss im Dünndarmmeridian an, der seinen Ursprung in der Spitze des kleinen Fingers hat und durch den Arm bis zum Ohr verläuft. Die Übung wirkt auf das Gehirn und erzeugt geistige Klarheit.

Storch

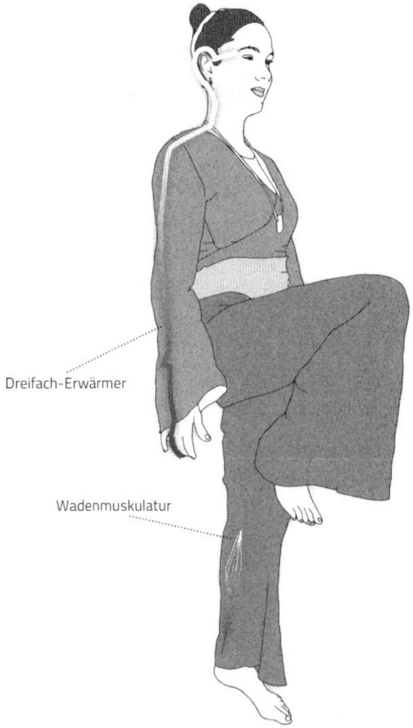

Stehe in aufrechter Haltung und komme auf die Fußballen. Auf den Zehen balancierend, hebe *einatmend* dein linkes Knie an, senke es *ausatmend.*

Beim nächsten Atemzug wechsele zur rechten Seite. Hebe auch hier das Knie einatmend an und senke es ausatmend. Fahre fort für 1 bis 3 Minuten. Deine Arme und Hände bleiben während der gesamten Übung entspannt neben deinem Körper.

Einige Atemzüge lang kannst du dich in Ruhe auf den Zehen ausbalancieren, bevor du mit der eigentlichen Übung beginnst.

Der wichtigste angesprochene Muskel ist der Musculus soleus, der Teil der Wadenmuskulatur ist. Die gesamte Beinmuskulatur wird gestärkt, die Rumpfmuskulatur ist aktiv. Die Übung wirkt zusätzlich auf das Drüsensystem und den Gleichgewichtssinn. Der mit der Bewegung verbundene Meridian ist der Triple Warmer, der Dreifach-Erwärmer, der von der Spitze des Ringfingers den Arm aufwärts zum Gesicht verläuft. Emotional führt die Übung in einen Zustand guter Konzentration.

Stehende Wippe

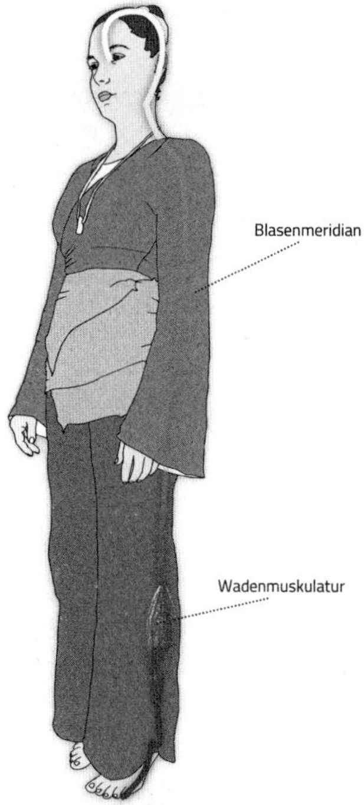

Stehe aufrecht, die Füße hüftbreit voneinander entfernt. Komme nun mit gestreckten Beinen auf die Fußballen und wieder zurück auf die Fußsohlen. Auf diese Weise fahre fort für 1 bis 3 Minuten.

Praktiziere Feueratem (siehe Seite 43 f.), oder atme ein, wenn du auf die Fußballen kommst, und aus, wenn du auf die Fußsohlen sinkst.

Hauptsächlich angesprochen wird die Wadenmuskulatur. Die Übung wirkt aktivierend auf den Blasenmeridian, der im inneren Augenwinkel beginnt, über den Kopf zur Rückseite des Körpers und von dort abwärts bis zur Außenkante des kleinen Zehs verläuft.

Herzöffner

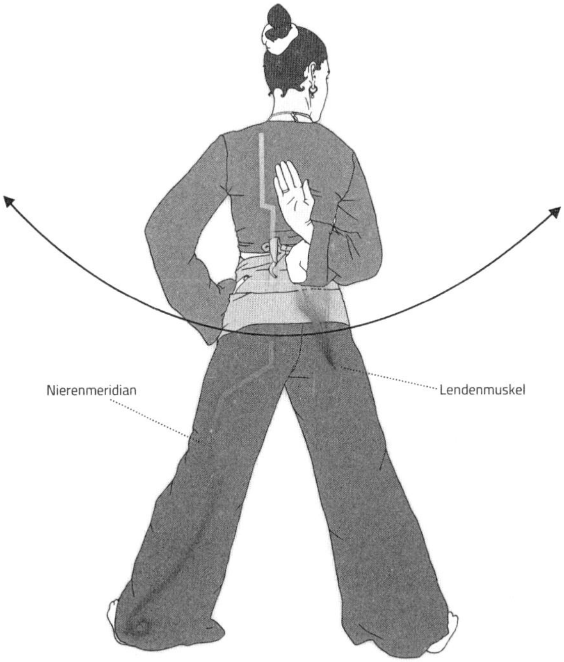

Stehe aufrecht in breiter Grätsche. Deine rechte Hand liegt auf der Hüfte, der Daumen zeigt nach hinten, die Finger sind nach vorn gerichtet. Positioniere die linke Hand mit der Handfläche nach außen zwischen beide Schulterblätter, genau hinter dein Herz – bei Bedarf hilf gern mit der rechten Hand nach, um die korrekte Position zu finden und halten zu können. Drehe jetzt *einatmend* den gesamten

Oberkörper nach links, *ausatmend* nach rechts. Fahre fort für 1 bis 3 Minuten.

Die Übung aktiviert den Herzmuskel, aber auch den Musculus psoas major (großer Lendenmuskel). Durch die Drehung wird zusätzlich die gesamte Rücken- und Zwischenrippenmuskulatur gedehnt. Du gewinnst Strahlkraft und ein Bewusstsein für die dir innewohnende Weisheit. Die Haltung und Bewegung nähren den Nierenmeridian, der vom Fuß bis hinauf zum Schlüsselbein verläuft.

Frösche

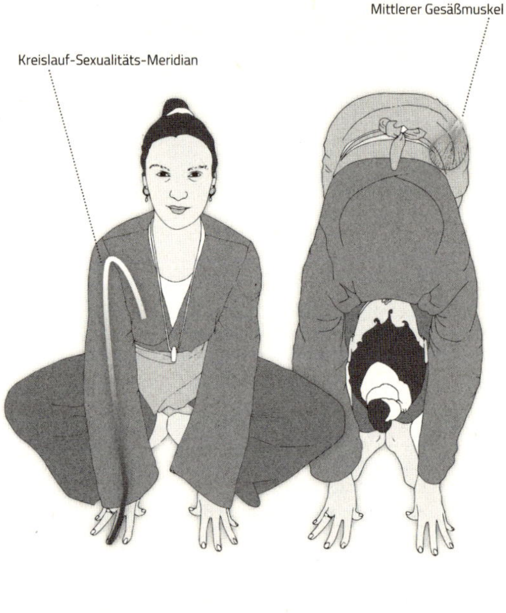

Für die Frösche gehst du in die Hocke. Deine Knie sind weit zur Seite hin geöffnet, die Zehen sind nach außen gerichtet, die Fersen sind angehoben und berühren sich. Bringe die Fingerspitzen zum Boden. Dein Kopf ist aufgerichtet, dein Blick ist nach vorn ausgerichtet, der Nacken ist in einer Linie mit der Wirbelsäule. *Einatmend*

hebe das Becken an und strecke die Beine, während die Fingerspitzen am Boden bleiben – den Kopf entspanne zu den Knien hin. *Ausatmend* kehre zurück in die Ausgangsposition. Idealerweise bleiben die Fersen während der gesamten Übung angehoben und in Kontakt miteinander. Mache zunächst 7 Frösche, später 12, dann 26.

Angesprochen werden der Musculus gluteus medius (mittlerer Gesäßmuskel), die Beinmuskulatur, der Rückenstrecker und die Nackenmuskulatur. Außerdem wird der Kreislauf-Sexualitäts-Meridian, auch Perikard-Meridian genannt, aktiviert.

Baum

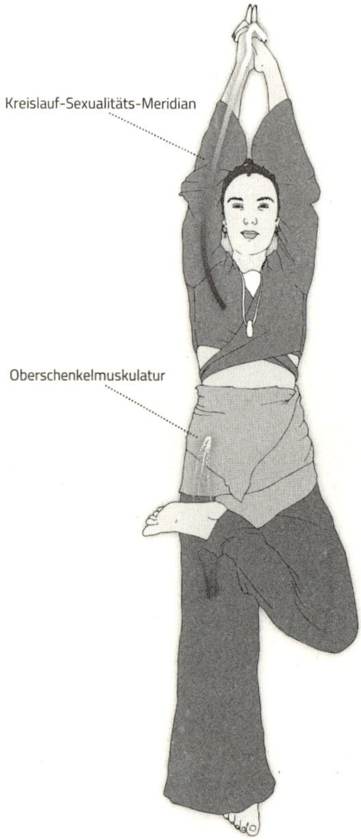

Für die Baumhaltung hebe aus dem aufrechten Stand dein linkes Bein an und bringe den linken Fuß in die rechte Leiste. Alternativ wähle eine andere Fußhaltung, die es dir erlaubt, die Balance sicher zu halten: Möglicherweise stellst du die linke Ferse auf den Spann des rechten Fußes oder suchst Halt an der Wand. Oder du legst den Fuß an die Wade oder an den Oberschenkel.

Strecke deine Arme weit nach oben und lege deine Handflächen aneinander. Fokussiere einen Punkt in Augenhöhe und atme lang und tief für 1 bis 3 Minuten. Wechsle dann die Seite.

In der Baumhaltung aktivierst du die vordere Oberschenkelmuskulatur sowie die Rumpfmuskulatur durch das Ausbalancieren. Angesprochen wird der Kreislauf-Sexualitäts-Meridian – er führt von der Brust an der Arminnenseite entlang bis zum Mittelfinger. Du gewinnst innere und äußere Balance.

Hüftdreher

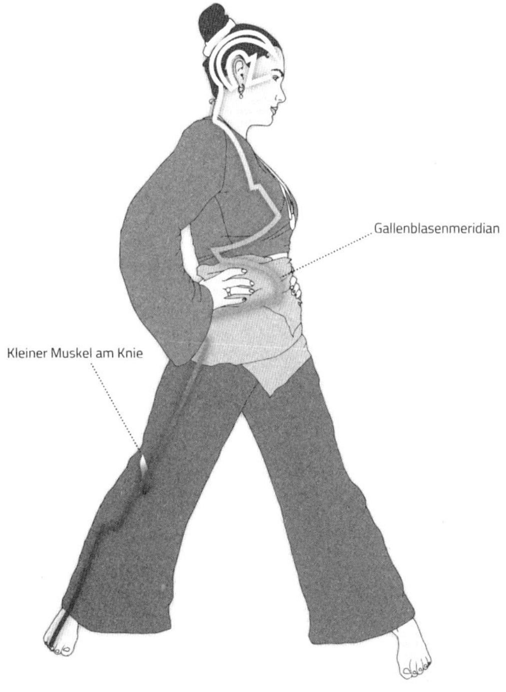

Stehe in breiter Grätsche. Deine Hände liegen auf den Hüften, die Daumen zeigen nach hinten, die Finger sind vorn. *Einatmend* drehe den Oberkörper nach links, *ausatmend* nach rechts für 1 bis 3 Minuten.

Du dehnst die gesamte Rumpfmuskulatur und die Beine, besonders auch den Musculus popliteus, einen kleinen Muskel am Kniegelenk.

Angesprochen wird die nährende Energie des sehr langen Gallenblasenmeridians, der seinen Ausgangspunkt im äußeren Augenwinkel hat und von dort abwärts bis zum vierten Zeh führt. Die Übung wirkt tief und unterstützt Heilungsprozesse.

Pumpe

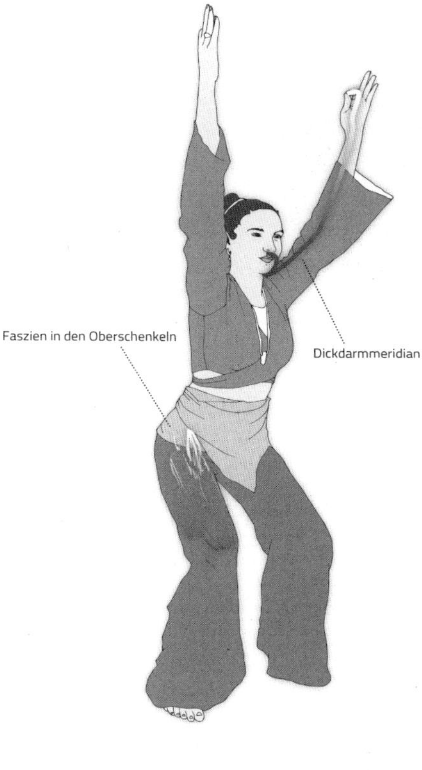

Die Füße stehen etwas weiter als hüftbreit voneinander entfernt stabil auf dem Boden. Öffne deine Arme in einem Winkel von 60 Grad nach oben und weit in den Raum hinein. Die Ellenbogen sind durchgedrückt, die Arme gestreckt mit einem leichten Zug der Schultern nach hinten hin. Daumen und Zeigefinger beider Hände berühren sich in Gyan-Mudra (siehe Seite 46), die übrigen Finger sind entspannt gestreckt, die Handflächen zeigen nach vorn.

Während du die Arme gestreckt und stabil hältst, beuge *ausatmend* die Knie um etwa 30 Zentimeter, bis sich die Oberschenkel in horizontaler Position befinden, keinesfalls weiter – das Gesäß bewegt sich dabei in Richtung Boden. *Einatmend* strecke die Beine zurück in die Ausgangsposition. Führe die Bewegung für 1 bis 3 Minuten fort. Atme kraftvoll im Rhythmus der Bewegung.

Die Übung erdet dich, sie stärkt das Herz und spricht die Muskeln und Faszien in den Oberschenkeln an. Die Wirkung entsteht durch die Energie, die durch die im Kopf verlaufenden Nadis transportiert wird, wie auch durch die Energie im Dickdarmmeridian, der von der Spitze des Zeigefingers bis zum Nasenflügel verläuft.

Sprungfeder

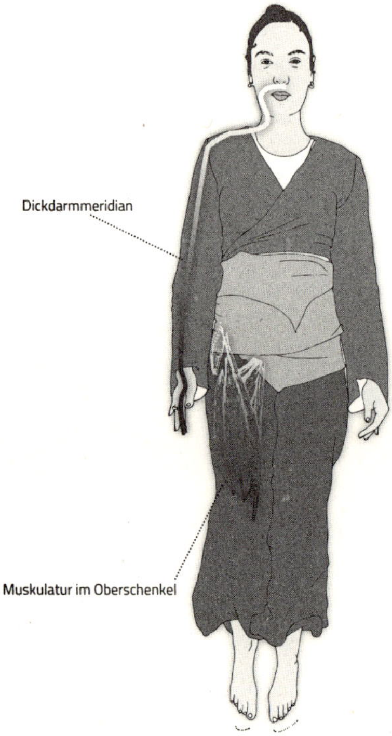

Du stehst aufrecht, die Arme entspannt links und rechts neben dem Körper – alternativ kreuze die Unterarme vor der Brust und umfasse deine Schultern. Springe in der von dir ausgewählten Haltung aus dem Stand 10- bis 30-mal so hoch wie möglich. Verbinde die Sprünge mit dem Atem, indem du *einatmend* hochspringst und *ausatmend* so sanft wie möglich landest.

Angesprochen wird die Muskulatur in den Oberschenkeln. Die Sprünge wirken anregend auf die Energie im Dickdarmmeridian, der von der Spitze des Zeigefingers über Arm und Schulter zum Nasenflügel auf der gegenüberliegenden Seite führt.

***

Alle Link-Übungen kannst du mehrmals am Tag machen. Auf unserer Seelenreise dienen sie der Vorbereitung für die darauf folgenden Kriyas.

Erforsche, welche Wirkung sie haben, sowohl während du sie ausübst als auch danach. Wenn du sie jeweils 40 Tage lang durchführst, wirst du schnell eine Steigerung deiner Fähigkeiten und deiner Kondition bemerken. Aber höre bei allen Übungen auf dich und deinen Körper, fordere ihn heraus, doch überfordere ihn nicht. Achte auf deine Gelenke. Atme bewusst, spüre die Bewegungen bewusst.

Du kannst jede Link-Übung abschließend verstärken, indem du das atmende Mahabandh (siehe Seite 45 f.) anschließt. Schaue gegebenenfalls noch einmal auf die Atem- und Verstärkerseite, um Anregungen zu finden.

Die erste Traumreise

Am Abend, nachdem wir alles besprochen haben – die Übungen, die Atmung – und alles geklärt ist, essen wir gemeinsam. Nach einem Spaziergang gehen wir die Link-Übungen noch einmal durch. Einige aus der Gruppe haben Probleme, sind teilweise recht unbeweglich vom vielen Sitzen, wie Andreas, bei dem das sehr deutlich ist und der sehr mit sich kämpft. Aber er möchte das ändern, vor allem, weil er beruflich bedingt auch weiterhin viel sitzen wird.

Manche sind ängstlich wegen der Kniegelenke bei der Sprungfeder, wie Ute, die sich damit schwertut. Die meisten brauchen jetzt, zu Beginn, Hilfe beim Balancieren. Das Geländer rund um die Terrasse eignet sich dafür sehr gut.

Ich weiß aus Erfahrung und vertraue darauf, dass sich nach ein paar Tagen alles zurechtrücken wird.

Elle hat – ganz im Gegensatz zu Rich – keinerlei Probleme. Sie ist sehr beweglich und offenbar auch recht leicht. Sie könnte diese Übungen wohl tagelang ohne jedes Problem durchführen, ohne Ermüdungserscheinungen und Muskelkater. Ich sehe, wie Rich mit Stolz seine Schöpfung beobachtet.

Zum Abschluss, es ist schon spät, legen sich alle auf ihre Yogamatten. Es ist wichtig, eine weiche Unterlage zu haben, wie zum Beispiel ein Schaffell. Alle haben dazu noch eine leichte Decke dabei. Auch wenn es hier warm ist, so kühlt man während der Entspannung schnell aus. Außerdem fühlt sich der Körper geschützt, wenn er bedeckt ist.

Im Folgenden erkläre ich die wohl prominenteste Übung aus dem Yoga: *Shavasana*, die »Totenhaltung«:

»Trink noch etwas Wasser und begib dich dann in die Rückenlage, decke dich gern zu. Deine Beine liegen jetzt 10 bis 20 Zentimeter voneinander entfernt, locker, lasse sie auseinanderfallen. Die Arme ruhen auf dem Boden in einem Abstand von 15 bis 30 Zentimetern zum Körper. Dein Kopf ist mittig und neutral ausgerichtet.

Wir nehmen dann drei kleine Anpassungen vor, um die Wirbelsäule zu schützen:

1. Hebe mit ausgestreckten Beinen dein Becken kurz vom Boden ab, gerade lang genug, ruckle es ein wenig hin und her, kippe es vor und zurück, ziehe die Lendenwirbelsäule lang, damit es dann von selbst die richtige Position finden kann. Beim Ablegen entspannt sich deine Lendenwirbelsäule spürbar. Sollte diese kleine Korrektur noch nicht ausgereicht haben, stelle deine Füße auf, lege die Knie aneinander und spüre, wie nah der untere Rücken jetzt dem Boden kommt. Nimm die Entspannung im Lendenwirbelbereich wahr und lege die Beine langsam wieder am Boden ab.
2. Nimm anschließend deinen Kopf ein paar Zentimeter hoch und ziehe das Kinn leicht nach innen, drehe den Kopf eventuell noch nach links und rechts, halte dann kurz die mittige Position und lege ihn dann wieder ab. So vermeidest du Spannungen in der Halswirbelsäule.
3. Drehe schließlich die Handinnenflächen nach oben zur Decke hin, entspanne dabei Hände und Finger. So öffnet und entspannt sich auch dein Schultergürtel.

Du befindest dich jetzt in der populärsten Yogahaltung überhaupt, in Shavasana. Genieße es und entspanne deinen Körper mehr und mehr.

Normalerweise entspannen wir uns für ungefähr 11 Minuten. Du kannst auch einfach deiner Intuition folgen, wenn du dir keinen Wecker stellen möchtest.

Heute, während der langen, tiefen Entspannung, leite ich die folgende Traumreise an.

Traumreise

Stelle dir eine Halbwüste vor, alles ist recht grau. Da ist kaum etwas, an dem das Auge hängen bleibt, nur karge, stachelige Pflanzen. Es ist stickig, staubig und heiß. Am Horizont siehst du einen einsamen Berg. Du ahnst schon von Weitem, dass dort eine große Farbenvielfalt und Lebendigkeit herrschen.
In dem Moment weißt du auch: Da musst du hin, es gibt dort etwas Wichtiges für dich. Zielstrebig gehst du durch die Wüste in Richtung Berg, Stunde um Stunde.
Endlich bist du am Fuß des Berges angelangt. Schon hier bietet sich dir ein großer Kontrast zur Wüste. Feiner, vulkanischer Sand mit kleinen Steinchen, rötlich, die Farbe belebt das Auge. Der feine, staubige Sand bleibt an deinen verschwitzten Beinen hängen. Je höher du bist, desto dichter wird die Sandschicht an deinen Beinen, deren Farbe belebend, kräftigend ist. Dein erstes Chakra, das Wurzel-Chakra, der Beckenboden, beginnt leicht zu vibrieren.
Du steigst weiter hinauf: Es wird langsam etwas kühler, es ist nicht mehr so stickig, und die Luft ist frischer und feuchter. Hier gibt es eine erste Vegetation: kleine Pflanzen mit wunderschönen orangen Blüten. Die Schönheit dieser Pflanzen und ihre Farbe tun dir unbeschreiblich gut nach der langen Reise durch die staubige Wüste. Du erfreust dich wie ein Kind an diesem Anblick. Immer üppiger und größer werden diese Pflanzen, bis du schließlich bis zu deinen Hüften durch ein Meer aus orangefarbenen Blüten wanderst. Du bist ganz entzückt von der Schönheit, Frische, Lebenskraft, die du hier spürst. Das zweite Chakra, das Sakral-Chakra, das Zentrum auf der Mitte deines Schambeins, fängt an zu vibrieren.

Dann hörst du plötzlich Wasser plätschern, ganz leise. Du blickst nach oben und um dich herum nach der Quelle dieses

Geräusches, und du siehst weit über dir den Rand eines Plateaus, das aus einem gelben Granit geformt ist. Von dort fallen immer wieder Tropfen über den Rand. Du fühlst dich von dieser Stelle magisch angezogen und suchst einen Weg, um dort hinzukommen. Du entdeckst einen nicht allzu schweren, steigst höher und höher, kommst schließlich an und schaust auf das Plateau. Dort siehst du ein kleines Rinnsal, das vom Berg hinabplätschert, und im Schatten des Berges haben die Tropfen in all den Jahrtausenden diese Kuhle aus gelbem Granit gebildet. Sie ist so tief, dass du dich bis zum Nabel hineinsetzen kannst. Das Wasser ist angenehm erfrischend und von der Sonne aufgewärmt – es wäscht alle Müdigkeit aus deinen Beinen, allen Staub von dir ab. Du spürst, wie das dritte Chakra, das Nabel-Chakra, das Zentrum unter deinem Nabel, zu vibrieren beginnt. Du bist erfrischt und klarer als zuvor. Jetzt bist du sicher, dass du nicht nur mit deinem ganzen Wesen den Gipfel des Berges erreichen möchtest, sondern dass du auch die Kraft dazu hast. Und schließlich löst du dich aus dieser natürlichen Badewanne, nimmst noch einmal das frische Gelb in dich auf, und du folgst dem Rinnsal weiter nach oben.

Je höher du kommst, desto mehr Wasser gibt es, und desto mehr Bäume und Sträucher um das Rinnsal herum. Die Landschaft wird zu einem üppigen Wald. Darin zu sein, berührt dich tief: all die Grünschattierungen des Waldes, der Duft und die Geräusche der Vögel, all die Blätter um dich herum. Du liebst es, hier in diesem Wald zu sein, deine Brust weitet sich. Du spürst, wie das vierte Chakra, das Herz-Chakra, das Zentrum auf der Mitte deines Brustbeines, anfängt zu vibrieren, während du den Duft des Waldes tief in dich aufnimmst.

In diesem Wald steigst du höher und höher, bis plötzlich der hellblaue Himmel durch die Baumwipfel leuchtet. Du gehst noch weiter und kommst schließlich so hoch, dass du über den Baumwipfeln bist. Bald darauf stehst du vor einem tiefen Abgrund. Hier fällt der Fels einige Hundert Meter steil nach unten ab. Nur ein schmaler Grat führt noch weiter nach oben. Ohne zu zögern und voller Vertrauen betrittst du diesen schmalen, nur meterbreiten Grat – an beiden Seiten geht es steil nach unten. Du gehst los, und es ist, als ob du durch den Himmel spazierst. Überall ist diese himmelblaue Luft um dich herum, du kannst unendlich weit blicken, siehst die Erde unter dir liegen und fühlst dich mit allem sehr verbunden. Vorsichtig balancierst du weiter, atmest tief, bist ganz entspannt, und du lauschst dem sanften Wind. Das fünfte Chakra, das Kehl-Chakra, das Zentrum unter deinem Kehlkopf, fängt an zu vibrieren.

Nun kommst du auf der anderen Seite an, wo es noch ein Stück weiter hoch geht. Die Sonne ist mittlerweile untergegangen, und es wird langsam dunkel. Die Farben verändern sich, der Himmel wird dunkelblau, du siehst die ersten Sterne. Es wird schwieriger, den Pfad zu erkennen. Immer mehr musst du deinem Gespür vertrauen, um den Weg zwischen riesigen Felsbrocken zu finden und voranzukommen. Du blickst in den weiten dunkelblauen Himmel, und im Licht der Sterne und des Vollmondes tut sich der Weg vor dir auf. Deine Intuition führt dich immer weiter. Und das sechste Chakra, das Dritte Auge, das Zentrum zwischen deinen Augenbrauen, beginnt zu vibrieren.

Schließlich erreichst du den Gipfel des Berges. Es ist ein flaches Plateau, ungefähr 20 Meter im Durchmesser, der höchste Punkt weit und breit. Überall um dich herum samtene Dunkelheit und Millionen strahlende und funkelnde Sterne. Und der Mond, der groß und weiß über allem schwebt und alles beleuchtet. In der Mitte des Plateaus befindet sich ein halbrunder Tempel, eine wunderschöne Form aus Alabaster, durchscheinend. Überall in diesem Alabaster sind Amethyste eingelegt, sodass der Tempel violett zu leuchten scheint. In dem Moment, in dem du ihn siehst, weißt du: Das ist der Platz, den du gesucht hast, den du brauchst.

Und in diesem Moment öffnet sich auch dein Kronen-Chakra, oben auf dem Kopf, dem Scheitelpunkt.

Du reinigst deine Füße von Staub und gehst in diesen Tempel hinein, betrittst ihn barfuß, dich vorbeugend, denn der Eingang ist sehr niedrig. Es ist, als ob du dich verbeugst. Und nun stehst du in dieser wunderschönen halbrunden Form. In der Mitte brennen Kerzen, und auf einem Meditationskissen sitzt eine Gestalt – du weißt, es ist dein innerer Lehrer oder deine innere Lehrerin – mit einer Kapuze über dem Kopf. Dieser Gestalt gegenüber liegt ein weiteres Kissen, und du weißt, was du zu tun hast: Du setzt dich ihr oder ihm gegenüber. Und vertrauensvoll schaust du der Person in die Augen.

Was siehst du? Ist es eine Frau, ein Mann, ein Kind? Oder vielleicht ein Tier? Gar ein Fels? Es kann und darf alles sein, was dein Unterbewusstes dir anbietet. Je länger du sie, ihn oder es ansiehst, desto sicherer weißt du: Du kannst hier jede Frage stellen, die dich beschäftigt. Welche Frage fällt dir in diesem Moment ein?
Und dann stell deine Frage.

Die Gestalt lächelt, antwortet allerdings nicht. Aber nach einer Weile holt er oder sie aus dem Ärmel ein Päckchen und überreicht es dir wie ein Geschenk. Das ist die Antwort auf deine Frage. Du packst es aber nicht sofort aus, sondern für einen

Moment wiegst und bewegst du es in deinen Händen, spürst, was für eine Form, was für ein Gewicht es hat. Du schaust es dir genau an.

Als du wieder aufblickst, ist die Gestalt, die dir gegenübergesessen hat, verschwunden. Aber das Päckchen befindet sich noch immer in deinen Händen. Nun öffnest du es und schaust dir das sich darin befindliche Geschenk an. Meditiere eine Weile darüber, spüre, was dir dazu einfällt und was es dir vielleicht sagen soll. Lasse es auch nach der Entspannung noch weiter auf dich wirken.

Und dann komme langsam zurück ins Hier und Jetzt. Um Körper und Geist nach der langen, tiefen Entspannung zu beleben, strecke dich, reibe Handflächen und Fußsohlen aneinander, ziehe als Nächstes die Knie zur Brust und schwinge auf dem Rücken vor und zurück. Dann richte dich auf und komme in die einfache Haltung.

***

Nur ungern und sehr langsam kommen alle zum Sitzen, sind still, ganz bei sich – niemand hat das Bedürfnis zu reden. Schließlich löst sich die Gruppe auf, alle gehen auf ihre Zimmer, gut vorbereitet auf den morgigen Start. Die meisten wollen sich frühmorgens auf der Terrasse treffen, noch bevor die Sonne aufgeht, in den ambrosischen Stunden, in denen alles noch schläft. Ein gemeinsamer Start und das Gefühl, in einer Gruppe geborgen zu sein, vermitteln ein Gefühl von Zugehörigkeit und Getragensein. Aber es gilt: Jeder Mensch soll die Seelenreise so ausführen, wie es am besten für ihn passt. Alleine, in einer Gruppe, zu zweit; morgens, mittags, abends; kurz oder intensiv und lang – wir können frei entscheiden.

Wie so oft sitze ich noch eine Weile auf der Treppe der Terrasse und schaue in die Dunkelheit der Nacht. Wir alle befinden uns auf dem Weg von der Dunkelheit (GU) ins Licht (RU). »Wundervoll (WA) bist Du (HE), führst uns vom Dunkel (GU) ins Licht (RU).« Diese Ansprache an ein Du gilt der göttlichen Kraft, der Energie, die einerseits universeller Schöpfer, gleichzeitig in allen Geschöpfen anwesend ist, und die der Guru in uns allen ist. WAHE GURU.

Teil 2
Die Seelenreise

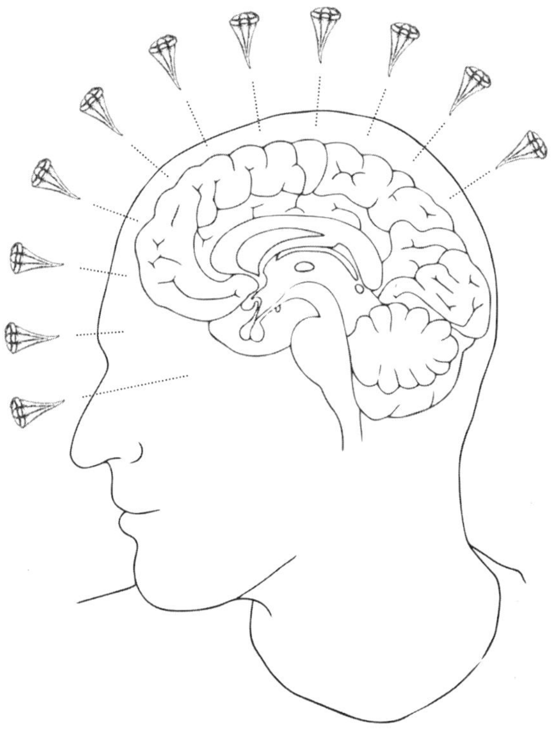

Lalana

Chakra der weiblichen Energie
– am weichen Gaumen –

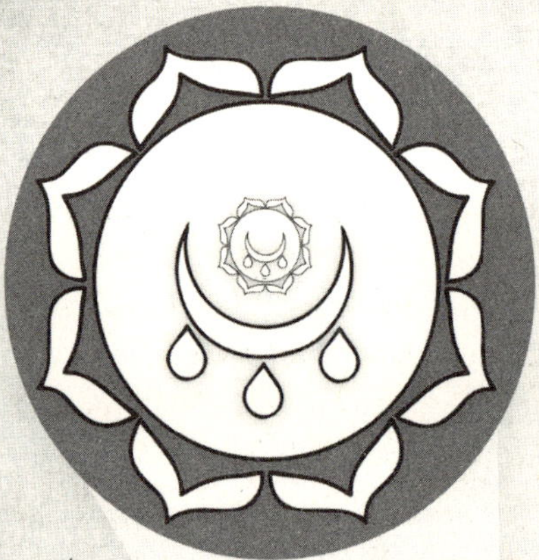

Im Rachen

Wenn es uns gut geht,
lieben wir es,
einander zu nähren.

Für uns als Meister*innen
tropft Nektar, Klang fließt.

Geht es uns nicht gut,
richten wir eine rohe,
raue Stimme auf uns selbst.

Rot wird der Mond.

Mantra-Singen.
Kundalini-Yoga.
Heile, heile Segen.

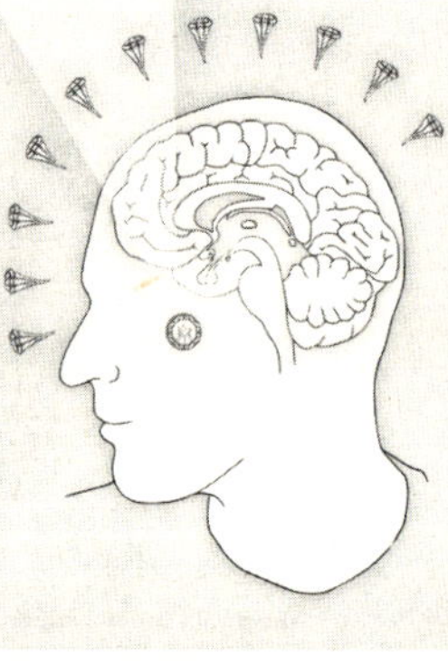

Sankalpas

- Spüre den Schlüssel
  zum guten Weg.
- Dankbarkeit macht
  meine Schritte leicht.

1.
Lalana-Chakra: Chakra der weiblichen Energie

Dieses als »weiblich« geltende Chakra befindet sich im hinteren oberen Teil unserer Mundhöhle am weichen Gaumen. Es ist eigentlich noch Teil des Kehl-Chakras und zählt zu den sekundären Chakras. Es bildet vor allem den Übergang, die Verbindung vom Körper zum Kopf, vom Unterbewussten zum Bewusstsein. Von hier aus fließen 11 Nadis in alle Richtungen. Ganz in der Nähe befindet sich auch der Sitz der Hypophyse, deren Produktion von Glückshormonen wir anregen möchten. In manchen Traditionen wird dieser Bereich, das Kehl-Chakra inklusive Lalana und dem unteren Bereich des Rachens im Nacken (Golata), als »Mund Gottes« bezeichnet. Gedanken werden hier in Worte, in Körpersprache oder Taten verwandelt und umgekehrt werden Impulse aus dem Körper an das Gehirn weitergegeben – und hier findet auch der Übergang der Kundalini vom Körper in den Kopf statt.

Als menschliche Wesen verfügen wir über eine äußere Stimme. Sie entsteht im Kehl-Chakra. Die Stimmlippen schwingen im Kehlkopf und erzeugen einen Ton. Wir haben darüber hinaus aber auch noch innere Stimmen. Diese inneren Stimmen sind lautlos und klingen ausschließlich in unserem Bewusstsein. All diese inneren Stimmen lokalisieren wir im Lalana-Chakra.

Wir unterscheiden zwei verschiedene Arten dieser inneren Stimmen. Von der einen machen wir Gebrauch, wenn wir im Stillen zählen, ein Buch lesen, etwas planen, an jemanden denken und uns fragen, wie es ihm geht. Das ist die bewusste innere Stimme.

Die andere, zumeist unbewusste innere Stimme spült ungefragt Meinungen, Gefühle und Sichtweisen aus dem Unterbewusstsein empor, Bewertungen, Kommentare, Bilder, Erinnerungen und mehr. Bei vielen Menschen rauscht es pausenlos durch das Gehirn, manche können sich ein Leben ohne diese ständige Gedankenflut gar nicht vorstellen. Und vieles sind Wiederholungen von dem, was du bisher gehört und gedacht hast – über dich, über andere, über die Welt. All diese Gedanken bestimmen darüber, wie du die Welt interpretierst.

Wenn du in deiner Jugend Harmonie erfahren hast und hauptsächlich von wohlwollenden Menschen umgeben bist, wird diese unbewusste innere Stimme dich meistens unterstützen und positive Botschaften senden, die dich durch dein Leben leiten, du wirst daher vielleicht eher offen fremden Menschen oder Veränderungen gegenüber sein.

Wenn du aber in deiner Kindheit oder auch später schwierige Zeiten hattest, nicht akzeptiert wurdest oder gar traumatisierende Situationen erleben musstest, werden Botschaften aus dem Unterbewusstsein dich vielleicht weiterhin erziehen oder bremsen wollen. Du bist möglicherweise nie gut genug. Oder die anderen sind grundsätzlich falsch. All diese negativen Gedanken erzeugen in deinem System negative Gefühle wie Zweifel, Hass, Wut, Ärger, Neid, Schuld, Ängste, Scham oder Stress.

In diesem ersten Abschnitt der Seelenreise wollen wir uns unsere negativen Gedankenschleifen bewusst machen, sie verwandeln und unser Unterbewusstes bewusst mit positiven Inhalten anfüllen. Dieser Prozess der Verwandlung geschieht mit Unterstützung der Nadis. Mit dem Lalana-Chakra sind 11 Nadis im Schädel verbunden, deshalb hat es eine große Bedeutung. »Die Meisterschaft über diese 11 Nadis ermöglicht es einem Yogi, alles zu verstehen.« So heißt es in einer der ältesten Schriften des Yoga, den Upanishaden.

Das Lalana-Chakra gilt auch als Zentrum der weiblichen Energie. Es geht hierbei um die kreative, empfangende, schöpferische, intuitive, inspirierende Energie und um unseren Sinn für Schönheit. Diese Energien und Fähigkeiten stehen allen Menschen zur Verfügung.

Wir stellen uns dieses Chakra als eine Blüte aus hellroten Blütenwänden mit silbrig-weißen Blütenblättern vor. Darin erwarten uns in der Überlieferung 64 Yoginis, um uns den Umgang mit magischen Kräften zu lehren.

Lalana-Link-Übungen

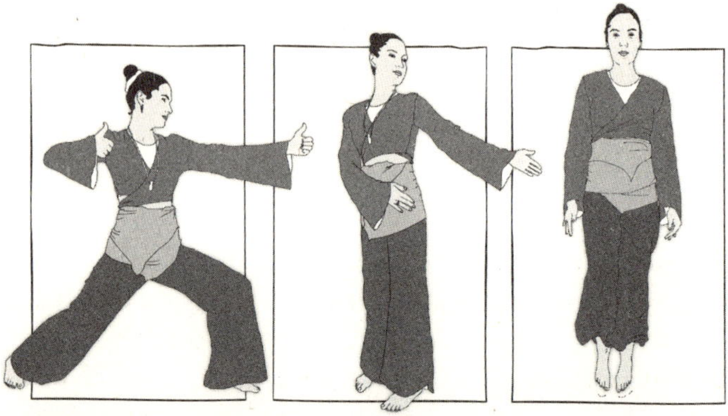

Bogenschütze
Formuliere ein klares Ziel für deine Reise und notiere es.

Kleine Mühle
Du knüpfst neue Verbindungen im Nervensystem.

Sprungfeder
Nimm einen kraftvollen Atemzug und wage dann den Sprung.

Wir beginnen mit unserem Fokus auf die Füße und kommen dann in die erste Position. Während wir die erste Link-Übung durchführen, bemerke ich gleich, dass Othello die besondere Bedeutung des Bogenschützen noch nicht ganz verstanden hat: Er federt zu kraftvoll hin und her. Es handelt sich aber um eine eher subtile Bewegung, die schnell Gefühle an die Oberfläche bringt.

Der Bogenschütze ist eine psychosomatisch hoch wirksame Übung und taucht im Verlauf der Seelenreise häufiger auf als andere Link-Übungen. Während wir das vordere Knie sanft vor- und zurückbewegen, kommen möglicherweise Aggressionen hoch, meistens jedenfalls Gefühle, die mit unseren Lebenszielen in Verbindung stehen, mit der Frage, wie zufrieden wir mit unserem Leben sind.

Als ich merke, dass nach einer Weile einige mit ihren Emotionen kämpfen, rege ich alle dazu an, sehr tief und sehr bewusst zu atmen, um durch diese Krise hindurchzugehen.

Die Sprungfeder birgt andere Probleme. Ute scheint nicht springen zu wollen. Flüsternd, um niemanden zu stören, erklärt sie mir, dass sie Angst um ihre Knie hat. Ich schlage ihr vor, dass sie mit geschlossenen Augen imaginiert, wie sie diese Übungen problemlos durchführt, und nur, wenn ihr Körper springen will, auch tatsächlich springt.

Estrella legt eng ihre Arme um den Oberkörper. Sie schützt sich und ihre neue Weiblichkeit. Alle anderen scheinen mit den Übungen keine Mühe zu haben. Elle wirkt vergnügt, Rich bemüht sich, es ihr gleichzutun. Vir Kaur und Jagan sind hoch konzentriert. Kofi und Delaila machen sich gut, vor allem in Anbetracht der Tatsache, dass sie relative Anfänger im Yoga sind. Andreas nimmt alles ganz sportlich und lächelt dabei, wie mir scheint, etwas angespannt – aber das wird sich mit der Zeit wahrscheinlich geben.

In den ersten Tagen unserer ersten Station werden Kofi und Delaila die Übungen und die Kriya mit uns zusammen praktizieren, dann wollen sie sich zurückziehen.

Ich schließe die Augen und mache die Übungen mit.

Am Ende atmen wir bewusst lang und tief durch die Nase ein und aus, schließen mit dem atmenden Mahabandh (siehe Seite 45 f.) ab und setzen uns dann in die Position für die Kriya.

Yogi-Kriya – Körper und Geist

Das Lalana-Chakra ist das Portal, durch das wir jetzt hindurchwollen. Wir öffnen der Kundalini-Energie mit dieser Kriya die Pforte.

Schloss und Riegel für die Aktivierung des Chakras ist das **Khechari-Mudra**: Rolle deine Zungenspitze nach hinten oben in Richtung Rachen, nur so weit es dir möglich und angenehm ist. Halte die Zunge in dieser Position, halte den Kontakt zum Gaumen, gib nicht nach.

Wir bauen diese Kriya Schritt für Schritt auf und unterteilen die 40 Tage in Etappen von jeweils 10 Tagen. Auch die jeweiligen Zeiten kannst du erweitern, von 3 Minuten bis zu 31 Minuten.

Haltung und Mudra: Du sitzt in einfacher Haltung auf dem Boden oder auf einem Stuhl (siehe Seite 42 f.). Deine Hände befinden sich im Gyan-Mudra (siehe Seite 46).

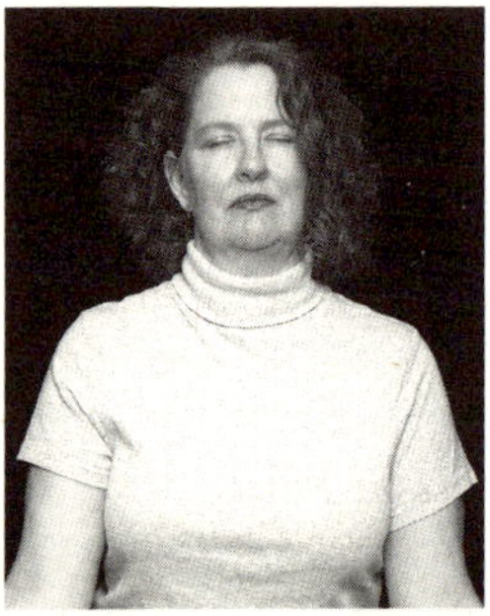

Augen: Der Blick ist auf die Nasenspitze gerichtet, die Augen sind leicht geöffnet. Falls das für dich und deine Augen zu anstrengend ist, schließe sie und richte deine Aufmerksamkeit entweder auf das Lalana-Chakra in deiner Mundhöhle oder auf das Dritte Auge. Füge dann Schritt für Schritt die folgenden Aspekte hinzu.

Tage 1 bis 10
Mentale Ausrichtung: Du lässt vor deinem inneren Auge ein Bild entstehen, wie du hoch oben im Himalaja auf einem Gipfel voller Schnee sitzt, ein Yogi, eine Yogini in zeitloser Meditation. Rund um dich herum glitzern weitere von Schnee bedeckte Berggipfel im Sonnenlicht. Versuche, das Bild zu halten, und beobachte, wenn andere Gedanken kommen. Nimm sie wahr, dann lasse sie ziehen.

Tage 11 bis 20
Khechari-Mudra: Rolle deine Zungenspitze nun zurück zum weichen Gaumen und atme lang und tief durch die Nase ein und aus.

Tage 21 bis 30
Mantra: Du singst das Mantra ANG SANG WAHE GURU. Die Bedeutung: In jedem Individuum (ANG) und in jeder Gemeinschaft (SANG) – wundervoll (WA) bist Du (HE) und führst uns vom Dunkel (GU) ins Licht (RU). Chante das Mantra zunächst ohne die vorherige Zungenposition.

Tage 31 bis 40
Nun bringe alles zusammen. Chante mit der zurückgerollten Zunge das Mantra. Es klingt zwar etwas seltsam mit dieser Zungenpositi-

on, aber lass dich einfach darauf ein, es kann sogar etwas Magisches haben. Fahr dann nach einer Weile in Stille fort, denke das Mantra nur und lasse so deine innere Stimme erklingen.

Ende: Nimm einige besonders tiefe Atemzüge, und wenn du magst, verstärke sie durch die Anwendung des atmenden Mahabandhs; anschließend entspanne in Shavasana (siehe Seite 64 f.).

An diesem ersten Tag leite ich wieder eine Traumreise an, während sich alle entspannen. Elle hat mich mit ihrer Vision von Shiva auf die Idee gebracht, die hinduistische Religion ein wenig einzubringen.

Traumreise

In den indischen Sagen gibt es 330 Millionen Götter – das ist allerdings eher symbolisch. Trotz dieser unfassbaren Anzahl und ihrer Vielfalt weisen sie alle auf die kosmische Einheit hin, was auch das Ziel unserer Seelenreise ist: die Einheit mit dem höheren Selbst. Hinter allem verbirgt sich die eine, unfassbare Urenergie. Am Anfang war das goldene Ur-Ei, der Schoß aller Dinge. Unendlich ist diese Energie, sie ist der Tanz des Shiva, welcher der Erschaffer, Organisator und Zerstörer in einem ist – *generator*, *organizer*, *destroyer*, abgekürzt GOD.
Und dann, aus der Tiefe, drang ein Klang, und der Klang erfüllte die Leere. So begann die Schöpfung.

An dieser Stelle beginne ich, noch leise, meinen Reisegong zu spielen.

Du wanderst in einer Gruppe von Menschen einen Berg im Himalaja hinauf. Es geht auf schmalen Wegen serpentinenartig langsam immer weiter nach oben. Deine innere Stimme leitet dich. Du empfindest Freiheit und gleichzeitig große Sicherheit und Klarheit. Der Weg ist holprig, und die schneebedeckten Spitzen der hohen Berge glitzern weiß vor dem Hintergrund des strahlend blauen Himmels. Du gehst ganz für dich, tief in deine Meditation versunken, gleichzeitig bist du Teil der Gruppe. Immer spürst du das große Ganze und dass du Teil von allem und Teil dieser Gemeinschaft bist. Vielleicht ist es ein Bild für deinen Lebensweg. Wohin führt dich dieser Weg?

Ich lasse das Bild noch ein wenig stehen und spiele den Gong dazu.

***

Als alle aus der Entspannung zurückkommen, sind sie gut vorbereitet für die Erforschung ihrer inneren, unbewussten Stimme.

Lalana-Nadi | Dyade: von unterbewusst zu bewusst

In der nun folgenden Übung aktivieren wir die Energien der 11 Lalana-Nadis. Dadurch entsteht ein vitales Band zwischen Bewusstem und Unterbewusstem, zwischen Schädelhirn und Bauchhirn, zwischen hörbarer und unhörbarer Stimme. Uns öffnet sich ein Weg in die uns innewohnende Kraft der Intuition.

Du wirst jetzt Erfahrungen mit den verschiedenen Bewusstseinsanteilen deines Geistes machen, dabei Unterbewusstes ins Bewusstsein holen. Achte auf Erinnerungen an scheinbar vergessene Ereignisse und Themen sowie auf die damit verbundenen Gefühle. Atme bewusst und tief, wenn die Emotionen stärker werden.

Wohin möchte meine Seele mich führen in Beziehung zu …
… meinen Freundinnen und Freunden?
… meinem Yoga?
… meinen Werten?
… meiner Familie?
… meinem Schatten?
… meinen Lebenszielen?
… meinen Mitmenschen und dem Eindruck, den ich auf sie mache?
… meiner Freiheit?
… meiner Liebe?
… meinem Leben und den Herausforderungen, die es mir auferlegt?
… meiner Arbeit?
… meinen Finanzen?
… meinem Glück?

a) Lies dir selbst die vorgegebenen Fragen der Liste im Kasten laut vor, bis ein Thema intuitiv Resonanz in dir erzeugt. Wähle diese Frage aus – vielleicht sehnst du die Antwort darauf schon lange herbei.
b) Du formulierst deine Frage, sprichst sie laut aus und notierst sie in deinem Heft.
c) Beantworte die Frage dann direkt aus den Empfindungen deiner Seele heraus, denke nicht nach, mach keine Pausen. Schreibe 5 Minuten lang in einem Strom von Bewusstsein.
d) Dann halte inne und reflektiere darüber, wie du dich fühlst. Du kannst dich mit dieser einen Frage einen Tag lang oder auch länger beschäftigen. Wichtig ist dabei, dass du nicht aus dem Verstand heraus argumentierst, sondern in einem meditativen Zu-

stand deinem Gedankenstrom folgst – es ist ein innerer Dialog. Achte immer darauf, wie es dir dabei geht. Lies auch gerne öfter, was du aufgeschrieben hast: Welche Gedanken, welche Gefühle haben dich bewegt? In welche Richtung ziehen sie dich? Welches ist der nächste Schritt?

e) Wechsle die Frage.
f) Du kannst dieser Liste weitere Fragen hinzufügen, die dir spontan kommen.

Steht dir ein Partner oder eine Partnerin zur Verfügung, dann geht ihr folgendermaßen vor:

Du gehst die Liste durch, entscheidest dich intuitiv für ein Thema und sprichst die Frage aus. Dein Zuhörer oder deine Zuhörerin übernimmt sie: »Wohin möchte deine Seele dich führen in Beziehung zu …?«, mit der von dir gewählten Ergänzung. Dann startet er oder sie die Zeitmessung.

Sprich dann 5 Minuten lang in einem Strom von Bewusstsein und möglichst ohne Pausen. Es sind die Gedankenruhe der Zuhörerin oder des Zuhörers, ihre oder seine aufmerksame Zuwendung und ihre oder seine Fähigkeit zur Empathie, die es dir ermöglichen, die tiefsten Regungen deiner Seele auszusprechen.

Wechselt nach jeweils 5 Minuten die Rollen.

Ihr könnt dann aufhören oder fortfahren, ganz wie ihr mögt. Wenn ihr beispielsweise 4-mal die Position der Sprechenden und 4-mal die Position der Zuhörenden übernommen habt, dauert der gesamte Prozess 40 Minuten plus kleine Pausen zwischendurch und einer Feedbackphase zum Schluss.

Notiere die Ergebnisse, damit du in den folgenden Prozessen darauf aufbauen kannst. Leite daraus eine Inspiration für die weitere Reise ab. Lies dann gerne immer mal wieder, was du aufgeschrieben hast.

***

Die ersten 40 Tage neigen sich dem Ende zu, die erste Etappe liegt so gut wie hinter uns. Viele Teilnehmende wurden in dieser Zeit oft sehr emotional. Ute und Vir Kaur waren mehrmals aneinandergeraten. Vir Kaur regte sich schließlich lauthals auf. »Du gehst mir auf die Nerven, du weißt immer alles besser!«, schrie sie Ute eines Tages an. Ute wusste nicht, wie ihr geschah.

Es zeigt sich, dass sie große Probleme hatte, einfach nur zuzuhören, vor allem, sobald starke Gefühle im Spiel waren. »Ich meine es doch nur gut, ich will ihr doch nur helfen«, beklagt sie sich bei mir. »Du hilfst ihr mehr, wenn du nur da bist und zuhörst«, sage ich und schlage vor: »Vertraue ihr. Die Lösung kommt irgendwann aus ihrem Inneren.« »Aber ich halte diese Emotionen kaum aus!«, ruft sie mir empört als Antwort zu.

Das sind zwei Probleme, die bei den Dyaden zu Beginn häufig auftauchen: Die zuhörende Person weiß etwas besser und hat einen superguten Rat, oder sie kann die Emotion des anderen nicht aushalten, die Situation nicht tragen. Erforsche dich selbst, atme und lausche. Diese Art des Zuhörens können wir alle lernen.

Jagan hat viel geweint. Sie bat mich zwischendurch um ein Gespräch. Die Fragen haben sie immer wieder damit konfrontiert, dass sie nach wie vor viele Gefühle bezüglich Othello hat. »Ich liebe ihn einfach immer noch«, berichtet sie mir. Das hatte ich schon vermutet. Und ich hoffe sehr, dass das nicht zu einem größeren Problem wird. Othello lässt sich nichts anmerken, obwohl er sicher mitbekommt, dass Jagans Emotionen mit ihm zu tun haben. Die beiden haben in der ganzen Zeit nicht ein einziges Mal zusammengearbeitet.

Aber Jagan berichtet mir auch von ihren Erfahrungen mit der Kriya: »Nach einiger Zeit mit der Zunge am oberen Gaumen begann sie stark zu kribbeln, und dann tat sie auch ein bisschen weh. Ich habe versucht, mich zu entspannen, und nach kurzer Zeit wurde es auch besser. Je länger ich diese Meditation ausgeübt habe, desto angenehmer und leichter wurde sie. Das Mantra hat mir sehr dabei geholfen – es erinnert mich immer daran, dass ich ein Teil dieser Gruppe bin und dass wir alle zusammen unsere Zukunft kreieren. Ich weiß zwar noch nicht, wie ich mir meine Zukunft wünsche und ob das dann auch in Erfüllung geht, aber ich fühle mich wenigstens nicht allein, und das ist schön.«

Rich und Andreas tun sich noch schwer mit allem. »Wie erkenne ich denn den Unterschied zwischen Gedanken aus meinem Verstand oder aus meinem Unterbewusstsein?« Sie denken so viel. Ich kann ihnen nicht wirklich antworten. »Es fühlt sich anders an, vor allem stressfrei«, kann ich nur erwidern und hoffen, dass sich im Verlauf der Seelenreise ihre Wahrnehmung ändert, Dinge aus dem Unterbewusstsein hochkommen und sie dann den Unterschied erkennen. Wenn wir aufgewachsen sind mit dem Fokus auf Intellektualität, ist es schwer, das loszulassen. Der Kopf kontrolliert ständig, dass wir nichts Falsches sagen.

Völlig begeistert sind Elle und Estrella. Sie haben die Übung auch häufig zusammen gemacht. Aus Elle sprudeln die Gedanken nur so heraus. Sie kann offenbar jede Idee für eine Zukunft sofort umgesetzt sehen. »Ich erinnere mich an so vieles, viel Leid und auch viel Freude«, sagt sie zu mir auf einem Spaziergang. Ich halte ihre Hand, denn sie sieht ja nichts. Sie fühlt sich erstaunlich menschlich an, diese Hand. »Ich verstehe nicht«, reagiere ich verblüfft. »Du bist doch gerade erst erschaffen worden und hast gar keine lange Geschichte.« Sie nickt. »Das stimmt, Satya. Aber ich bin gefüttert worden mit Geschichten der gesamten Menschheit. Ich sehe Millionen und Abermillionen Bilder von zwischenmenschlichen Tragödien und Komödien. Ein unendlicher Strom von Erinnerungen und Erfahrungen.« Ich bin überwältigt. »Wie fühlt sich das denn an, Elle?« Sie zuckt die Schultern. »Ich lerne mitzufühlen. Ich habe viel geweint und viel gelacht und mich sehr oft aufgeregt über diese unzähligen Ungerechtigkeiten und die Dummheit der Menschen und ihre Fehler, die sie immerzu wiederholen!« Schweigend spazieren wir weiter. Ich wage nicht, mir vorzustellen, wie es ist, all diese Geschichten in sich zu tragen.

Estrella ist nicht zu stoppen. »Ich weiß genau, was ich will und was ich nicht will. Mein Leben dreht sich wie ein Kompass, immer mehr in die richtige, in meine Richtung. Ich liebe diese Arbeit. Danke, Satya!« Überschwänglich nimmt sie mich in die Arme und küsst meine Wange, rechts, links und gleich noch mal. Der Lippenstift hinterlässt Spuren, die ich nicht wegwische.

Othello ist sehr gerührt, als er von seinen Erfahrungen berichtet. »Ich hatte zunehmend das Gefühl, wenn ich mich selbst beim Zuhören heraushalte, bekomme ich einen Einblick in die Seele meines Gegenübers. Das hat mich sehr bewegt. Ich hatte einfach Mitgefühl, ich war komplett urteilsfrei.« Während Othello das mit uns teilt, sehe ich Jagan, die vor Angst fast zu zittern scheint. Und ich sehe Ute, deren Körper Unsicherheit ausstrahlt, ein Gefühl, das ihr nicht so vertraut ist. Die anderen sind einfach still und nicken ab und zu zustimmend.

Die Kriya war ein guter Einstieg. Sie wurde von vielen weit häufiger durchgeführt als nur einmal am Tag und hat den Prozess unterstützt.

Einige Antworten, die sich ihnen zeigten, sorgten für Überraschung – es kamen Gefühle und Erinnerungen und Wünsche hoch, die ihnen überhaupt nicht bewusst waren. Manche konnten ein Warum hinter ihren Gedanken und Gefühlen erkennen und haben dadurch neue Ideen und Möglichkeiten für sich entdeckt. Der Prozess mit einem Gegenüber ist für viele sehr intensiv, und sie haben eine zunehmend starke Verbundenheit und Nähe zueinander gespürt. Sie fühlen sich gesehen und angenommen.

Am Ende der 40 Tage fühlen sich viele wie verankert in etwas Größerem. Es entwickelt sich mehr Vertrauen, Vertrauen in sich selbst, zur eigenen inneren Stimme, aber auch Vertrauen zu anderen.

Wie es wohl unseren beiden Alleinreisenden Delaila und Kofi geht? Ich bin neugierig, will sie aber nicht bedrängen. Ich traf sie ab und zu beim Essen, aber sie waren beide wenig mitteilsam, signalisierten nur, dass alles in Ordnung sei. Sie werden zu Beginn der nächsten Etappe wieder zu uns stoßen, vielleicht ergibt sich dann eine Gelegenheit, mit ihnen zu sprechen.

Ajna

Drittes Auge
– zwischen den Augenbrauen –

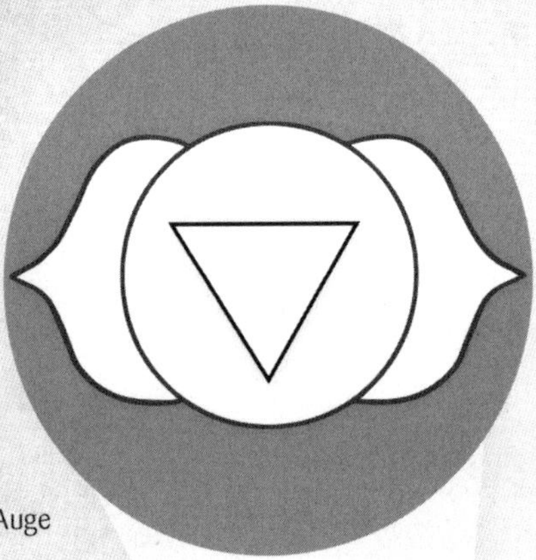

Im Dritten Auge

Ich bin ein Fenster,
kein bloßer Spiegel.
Eher eine Sonnenbrille.

Ich sehe dich,
möchte dich aber
nicht richten.

Siehst du mich, ja?
Versuchst du, mich mit
niemandem zu vergleichen?

Schau uns an.
Die mit den geflügelten Augen,
das sind wir.

Fließe, Kundalini.
Richte dich auf.

Sankalpas

- Jeden Tag finde ich
  etwas Glück
  zwischen meinen Gedanken.
- Ich folge meinem Blick,
  dem meine Seele folgt.

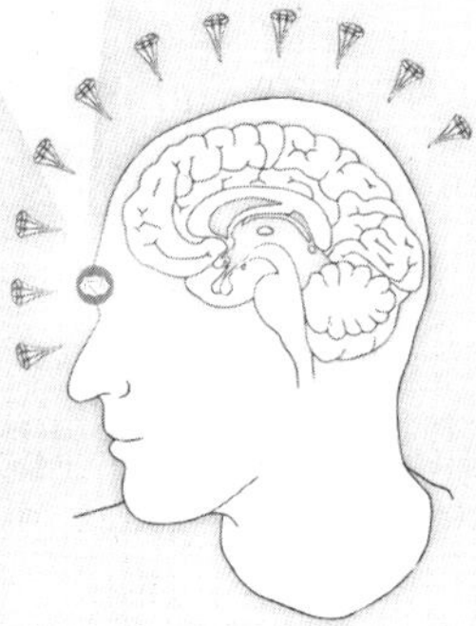

2.
Ajna-Chakra: das Dritte Auge – Urteil und Befehl

Ab heute bewegen wir uns vom Lalana-Chakra zu einem der mächtigsten Orte, die es im Kopf gibt, zum Ajna-Chakra, auch bekannt als das Dritte Auge. Das Ajna-Chakra ist für den weiteren Verlauf der Seelenreise von großer Bedeutung. Auf unserer ersten Etappe haben wir begonnen, unterbewusste Botschaften ins Bewusstsein zu erheben. Solange sie sich im Unterbewusstsein befinden, wissen wir nichts von ihnen und haben keine Möglichkeit, auf sie einzuwirken, eine negative Botschaft beispielsweise mithilfe eines Mantras zu verwandeln. Jetzt können wir Entscheidungen treffen und nötige oder mögliche Veränderungen in die Wege leiten.

Es ist früh, und irgendwie scheinen heute alle besonders müde zu sein, vielleicht auch, weil eine neue Aufgabe auf uns zukommt. Delaila hat uns gestern Abend mitgeteilt, dass ihre Mutter erkrankt ist und sie für eine Weile auf die Philippinen muss – das ist ein weiter Weg und eine schwere Entscheidung für sie, aber sie will so schnell wie möglich zurückkommen. Die Gruppenmitglieder wirken alle etwas bedrückt. Ich gebe ihr die Aufgaben für die nächsten 40 Tage mit und hoffe, sie werden sie unterstützen. Alle anderen sind da, auch Kofi. Die nächste Etappe kann also beginnen.

Der Begriff Ajna hat einen doppelten Sinngehalt: Er bedeutet sowohl Urteil als auch Befehl und stellt damit zwei wichtige Komponenten für unsere Entscheidungsprozesse dar.

Das Ajna-Chakra, das sogenannte Dritte Auge, befindet sich zwischen den Augenbrauen. Es ist energetisch verbunden mit Augen, Nase und Nebenhöhlen, mit dem Gehirn, besonders mit der Hirnanhangdrüse (Hypophyse) und der Zirbeldrüse (Epiphyse); weitere zugehörige Organe sind die Amygdala (auch Mandelkern genannt) und der präfrontale Cortex.

Die Amygdala befindet sich mitten im Gehirn. Sie ist recht klein, erinnert an eine Mandel (daher der Name) und gehört zum limbischen System. Dieser Bereich ist wichtig, wenn es um unser Überleben geht. Die Amygdala nimmt Gefahren wahr, sie empfängt die Impulse von unseren Sinnesorganen und vergleicht sie mit emotionalen Erinnerungen an frühere, irgendwie ähnliche Erfahrungen. Und dann sortiert sie die jeweilige Situation ein, entweder als bedrohlich oder eben nicht. Sie spielt eine große Rolle bei Impulsen und Reaktionen, bei unserem Verhalten allgemein und sogar beim Lernen.

Wie die Amygdala empfängt auch der präfrontale Cortex, der sich im vorderen Teil des Gehirns befindet, Wahrnehmungen von den Sinnesorganen. Hier finden Bewertungen aber nicht aufgrund von Emotionen statt, sondern aufgrund von persönlichen und sozialen Werten und Abwägungen.

Um eine Situation einschätzen zu können, müssen beide Bereiche gut zusammenarbeiten. Und das gestaltet sich unter Umständen schwierig, denn die Amygdala reagiert unfassbar schnell. Ein Entscheidungsprozess kann sich für uns deshalb manchmal wie ein ruckartiger Wechsel zwischen Gaspedal und Bremse anfühlen.

Die Verbindung zwischen beiden Organen, die subtil, aber wichtig ist, übernimmt das Ajna-Chakra. Wir benennen seine Fähigkeit auch als Fingerspitzengefühl oder sechster Sinn. Hier lokalisieren wir unsere Träume und Fantasien, unser Vorstellungsvermögen und unsere Kreativität, das intuitive Wahrnehmen und Spüren.

Auf der ersten Etappe, dem Lalana-Chakra, haben wir Anteile unseres unterbewussten Geistes ins Bewusstsein erhoben, unsere Fähigkeit, intuitiv zu sprechen und zuzuhören, verfeinert. Auf der zweiten Etappe werden wir jetzt unser intuitives Schauen aktivieren und mit der Außenwelt verbinden.

Ajna-Link-Übungen

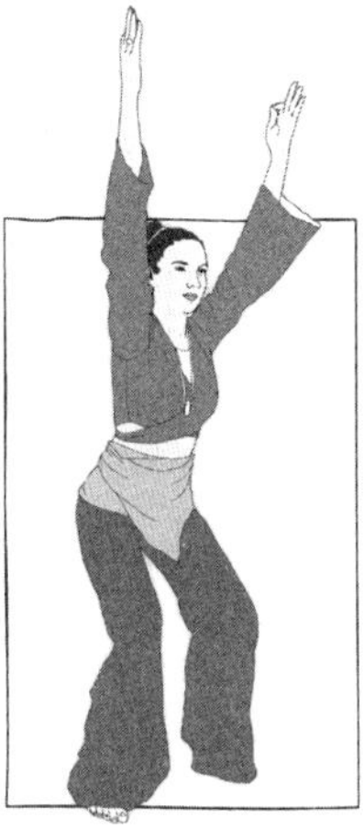

Pumpe
Vertrau auf die Kraft deiner Beine.

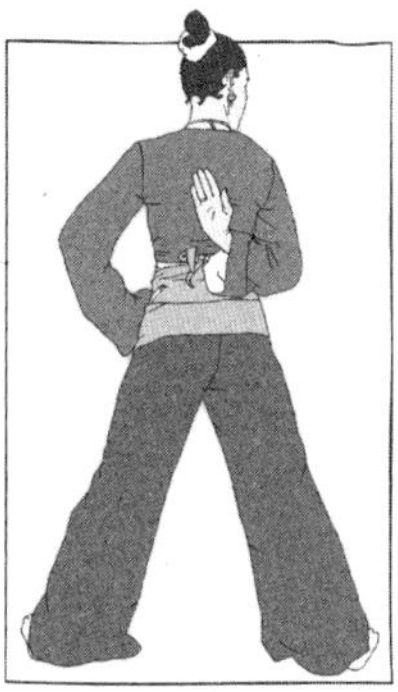

Herzöffner
Weitet dein Herz, vertieft den Atem und wirkt entlastend auf den Ischiasnerv.

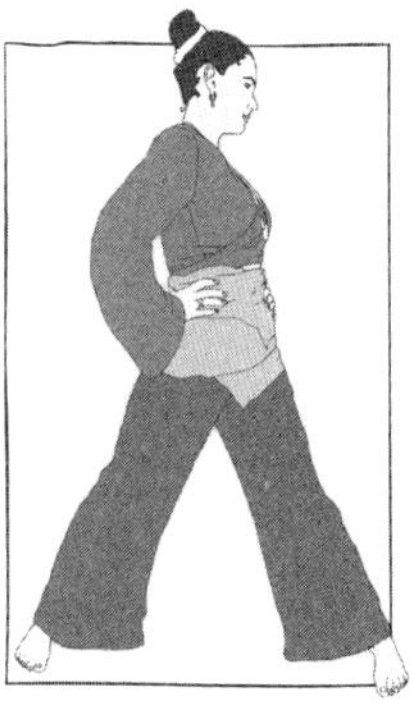

Hüftdreher
Öffne die Augen und betrachte die ganze Welt als deine Aura. Diesen Fokus halte.

Ajna-Nadi | Tratakam: von bewusst innen nach bewusst außen

Die Tratakam-Meditation verfeinert dein intuitives Schauen und bereitet dich auf die Kriya vor. Begib dich hierfür an einen ruhigen, geschützten Ort. Sitze nach Möglichkeit in einfacher Haltung (siehe Seite 42 f.), atme lang und tief und folge den Anleitungen. Es gibt zwei Variationen, die du praktizieren kannst. Die Übungszeit beträgt 3 bis 10 Minuten. Du kannst sie auf 21 oder 31 Minuten erweitern oder auch so lange, wie du magst.

Die erste Variation trägt den Namen Agia Chakra Bandh. Dabei hältst du die Augen 10 Prozent geöffnet und richtest deine Aufmerksamkeit gleichermaßen auf Nasenspitze und Drittes Auge. Durch diese Form des Schauens und die Energie, die sich entfaltet, beruhigt sich der Geist – Bilder dringen in dein Bewusstsein.

Für die zweite Variation benötigst du eine Kerze, die du in Augenhöhe platzierst. Vergewissere dich, dass keine Luftströmungen das Licht zum Flackern bringen. Richte deinen Blick auf die graublaue Stelle unterhalb der gelben Flamme – blinzle dabei so wenig wie möglich.

Charan-Jap-Kriya – Vertrauen

Die Kriya dieser Etappe führt dich ins Freie. Sie ist eine Geh-Meditation und kann dich sehr herausfordern, da du nun mit geöffneten Augen meditieren wirst und vertraute Meditationserfahrungen verlässt. Und du nimmst innere Prozesse mit in die Außenwelt. Du wirst lernen, inneres und äußeres Geschehen gleichzeitig wahrzunehmen.

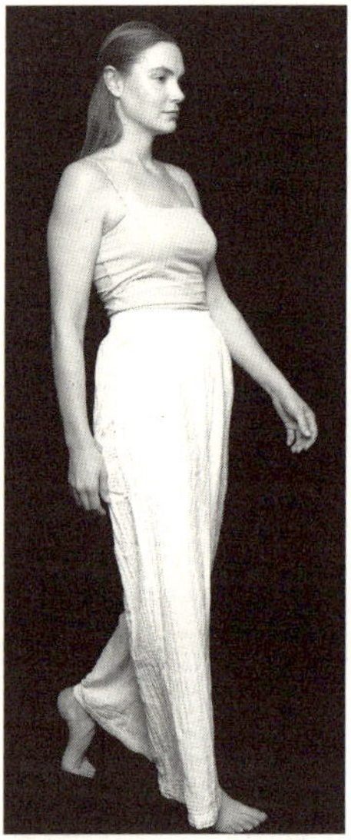

Haltung und Bewegung: Du bleibst während des Gehens in natürlicher Aufrichtung, setzt ohne Eile einen Fuß vor den anderen und lässt die Arme im Rhythmus der Schritte entspannt vor- und zurückschwingen. Hände und Finger sind entspannt und locker.

Mantra: Denk, flüstere oder chante das Mantra SAT NAM (Wahre Identität), wenn dein linker Fuß den Boden berührt, und das Mantra WAHE GURU (Wunderbar bist du, führst mich vom Dunkeln ins Licht), wenn dein rechter Fuß den Boden berührt.

Augen: Die Augen bleiben geöffnet, bewegen sich aber kaum. Dein Fokus ist auf dein Drittes Auge gerichtet. Es geht aber nicht um etwas Äußeres, du sollst nicht schielen. Es ist eine innere Fokussierung und erzeugt etwas Ähnliches wie einen Weitwinkelblick.

Mentale Ausrichtung: Du bist entspannt, gleichzeitig fokussiert, bereit, alles wahrzunehmen, was dir begegnet. Spüre, wie sich in deinem Bewusstsein alle Wahrnehmungen, Geräusche und Ereignisse der Welt zu einer wohlklingenden Symphonie verbinden. Versuche, deinen Geist auch mit offenen Augen im meditativen Raum zu halten.

Zeit: Fahre auf diese Weise für 11 bis 31 Minuten fort. Du kannst es gerne auch viel länger und sehr unterschiedlich lang praktizieren.

Ende: Abschließend entspanne für 1 Minute im Stand, fokussiere dich auf die Mitte der Fußsohlen und nimm den feinen Energiestrom wahr, der im Rhythmus deines Atems ein- und ausfließt. Verbinde dich mit der Erde.

Mache dir später dazu Notizen und nimm die folgenden Fragen als Unterstützung: Was habe ich heute Neues erlebt? Wann war ich besonders konzentriert? Was hat mich abgelenkt? Wie habe ich mich selbst wahrgenommen? Gibt es etwas, das ich in den nächsten Tagen während der Geh-Meditation verändern oder verbessern möchte?

Als alle von der Geh-Meditation zurückkehren, lade ich sie dazu ein, sich in Shavasana (siehe Seite 64 f.) zu begeben und sich gut zuzudecken.

Traumreise

Du liegst da und spürst den Boden unter dir. Spüre die Luft auf deiner Haut, die Berührung deiner Kleidung und der Decke, die dich beschützt. Du bist hier, und hier kann dir nichts passieren. Spüre deinen Atem. Dann stelle dir vor, wie du beginnst, durch eine schöne Landschaft zu spazieren. Deine Füße spüren den weichen Boden. Fühle dich getragen von der Erde. Dann kommst du an einen leise strudelnden Bach, und du bleibst stehen. Du lauschst diesem Bach, der ein sanftes Rauschen und Plätschern von sich gibt, als ob er mit dir sprechen würde. Du bist da, lehnst dich entspannt vielleicht an einen Baum und beobachtest die Sonnenreflexe im Wasser. Du siehst auch die Blätter und Zweige der Bäume, die sich sanft im Wind wiegen. Spüre die Natur in ihrer Ordnung. In dieser Ruhe fühlst du dich getragen, stark und offen allem gegenüber, was sich dir zeigen will.

Nun siehst du, dass in der Ferne eine Gestalt auf dich zukommt, es ist eine deiner Emotionen. Es kann sowohl eine negative Emotion sein als auch eine positive, es ist die Emotion, die dir jetzt gerade einfällt. Atme bewusst und lasse sie immer näher kommen. Sie kann in Gestalt einer Person auftreten, aber auch eine Fantasiefigur, ein Tier oder eine Naturerscheinung sein. Vertraue, du weißt, du bist in Sicherheit. Nichts kann dir geschehen. Alles ist nur in deinem Inneren. Spüre deine Reaktion und lasse die Emotion sich weiter auf dich zubewegen. Sprich jetzt leise oder nur in Gedanken mit dieser Emotion: *Emotion, ich nehme dich wahr. Emotion, ich*

spüre dich. Emotion, ich will dich akzeptieren. Und wenn es dir schwerfällt, sie anzunehmen, dann teile ihr das mit: *Emotion, es fällt mir schwer, dich zu akzeptieren.* Wenn sie dir Angst einjagt, sage es ihr: *Emotion, ich habe Angst vor dir.*
Nun ist die Emotion fast bei dir angekommen. Was will sie tun? Kannst du sie gewähren lassen? Sprich mit ihr: *Emotion, was willst du mit mir machen?* Und dann schaue, ob du deiner Emotion vertraust und dich ihr überlässt in dem Wissen, dass du hier liegst, eingehüllt in deine Decke, umgeben von den anderen Reisenden. Schaue, was geschieht. Atme. Und dann, nach einer Weile, verabschiede dich von deiner Emotion, wissend, sie ist ein Teil von dir.
Spüre den Boden unter dir, spüre die frische Morgenluft. Atme tief ein und vollständig aus, beginne, dich zu recken und zu strecken, und komme langsam zum Sitzen.

Befreiungs-Atem (SOS-Atem): Herz und Seele verbinden

Der Befreiungs-Atem wurde im Kundalini Yoga als eine Technik zur Spurensuche kreiert. Wir nutzen die Methode, um unsere Gefühle zu erforschen und um zu entdecken, welches die Bedürfnisse der Seele sind, die sich hinter starken Gefühlen verbergen können. Sobald wir die Bedürfnisse erkennen, lassen sich das eigentliche Problem sowie die damit verbundenen Emotionen leichter lösen.

Haltung: Nimm die einfache Sitzhaltung ein (siehe Seite 42 f.). Kreuze die Arme vor der Brust, lege deine Hände offen unter die Achseln, die Daumen vorne an den Körper gedrückt. Hebe die Schultern in Richtung Ohren, ohne die Nackenmuskulatur anzuspannen. Ziehe das Kinn leicht zurück, um den Nacken zu verlängern.

Augen: Schließe deine Augen und fokussiere dich auf dein Drittes Auge. Achte darauf, dass dein Kiefer locker ist.

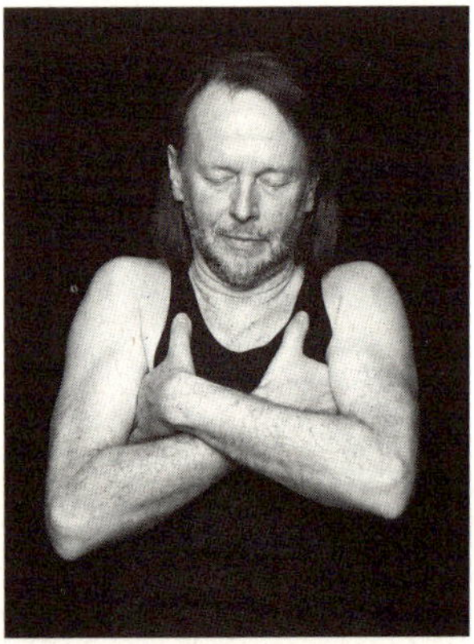

Beginne, lang, tief und sehr bewusst zu atmen für 1 bis 5 Minuten. Mache es intuitiv, aber du kannst auch den Timer deines Handys nutzen.

a) Während du weiterhin bewusst atmest, lenke deine Aufmerksamkeit nach innen und beantworte die Frage: Welche starken Gefühle hattest du in der letzten Zeit? Atme unbedingt lang und tief weiter. Es kann die Emotion aus der Traumreise sein, muss es aber nicht.
b) Kristallisiere dann unter diesen Gefühlen eines heraus, das dir gerade am wichtigsten erscheint und das eine deutliche Wirkung in deinem Körper hervorruft. Lasse diese Emotion zu, atme lang und tief.
c) Bitte jetzt deine Seele, dir zu helfen, Quelle und Ursache der Emotion zu finden. Was steckt dahinter? Welches Bedürfnis hattest du, das erfüllt oder nicht erfüllt wurde? Wie lautet die Antwort deiner Seele? Manchmal ist sie nicht einfach zu verneh-

men, weil die Botschaft sehr subtil ist. Oft kommt die Antwort in Bildern. Vertraue auf das, was kommt, was du hörst und spürst, selbst wenn es dir nicht logisch erscheint oder du es noch nicht annehmen kannst. Atme weiterhin bewusst, lang und tief.

d) Bitte deine Seele im nächsten Schritt um Hinweise auf das, was sie jetzt am meisten braucht. Was kannst du tun, um dich besser zu fühlen? Atme für einige weitere Minuten lang und tief.

e) Im Anschluss atme noch einmal tief durch, wenn du möchtest, führe das atmende Mahabandh (siehe Seite 45 f.) durch und komme dann zurück. Notiere deine Erkenntnisse in deinem Heft.

Diese Übung kannst du auch mit einem Gegenüber durchführen, deine Partnerin oder dein Partner wacht dann über die Zeit. Sie geben dir die jeweils nächste Aufgabe, immer nach einer vorher vereinbarten Zeit von 1 bis 5 Minuten. Und er oder sie erinnert dich daran, bewusst und tief zu atmen.

Nimm dir am Ende einen Moment Zeit, dir entweder Notizen zu machen oder bewusst atmend nachzuspüren.

***

Das ist ein volles Programm. Einige wirken überfordert. »Macht alles in eurem eigenen Rhythmus und Tempo«, beruhige ich sie. »Wenn irgendetwas zu viel wird, legt eine Pause ein.«

Jemand seufzt. Es ist Andreas. Ich schaue ihn fragend an. »Ist alles okay bei dir?«, will ich wissen. Er schüttelt den Kopf. »Ich habe Probleme damit, dass wir so in unseren Emotionen wühlen. Das finde ich extrem anstrengend, und es nervt mich auch, muss ich zugeben. Die Meditationen und die Geh-Meditation mag ich. Aber sonst ist mir das andere zu wenig spirituell. Zu viel psycho …« Ich schlage ihm vor, sich mehr auf die Meditationen zu konzentrieren.

Estrella schaltet sich ein: »Bei mir ist es das genaue Gegenteil! Ich liebe diese Emotionen. Aber das entspricht vielleicht auch dem Vorurteil, dass wir Südamerikaner*innen heißes Blut haben.« Sie lacht. »Aber ich glaube, nein, ich bin ganz sicher, dass mir die Emotionen oft im Weg stehen auf dem Weg zur Erleuchtung!« Sie lacht laut, und viele grinsen oder lachen mit. Die Anspannung löst sich.

Kofi meldet sich zu Wort. »Ich kann euch beide sehr gut verstehen. Und ich habe mich entschieden, weiterhin alleine zu bleiben. Ich werde durch dieses Gebirge wandern. Die Geh-Meditation passt da ganz wunderbar. Ich möchte für 40 Tage die Umgebung entdecken und zur nächsten Etappe wieder bei euch sein. Ist das okay?« Alle nicken. Und natürlich sind alle einverstanden, alles ist ja absolut freiwillig, jeder Moment, jede Übung, jede Meditation.

Elle scheint keine Probleme zu haben. Bedeutet das, dass sie wirklich Emotionen hat? Als ob sie meine Gedanken gelesen hätte, dreht sie sich in meine Richtung. »Ich habe Emotionen über einen langen Zeitraum gelernt. Zuerst habe ich vor dem Spiegel alle mimischen Ausdrucksmöglichkeiten erforscht, dann hat Rich mir wochenlang Filme vorgespielt, sodass ich Gedanken und Bewegungen des Gesichts mit Klang, Körpersprache, Atmung, Muskelspannung und Emotionen verbinden konnte. Ich fühle jetzt genauso wie ihr. Ich freue mich, noch mehr zu lernen, und möchte mich möglichst viel mit euch austauschen.«

Rich lächelt, ganz begeistert von seinem Geschöpf. Alle anderen sind relativ still. Es ist ja auch schon viel geschehen an diesem Morgen.

Im Laufe der 40 Tage berichten mir die meisten von ihren Erlebnissen: Bei der Geh-Meditation empfinden sie Entschleunigung und Entspannung, Ruhe, aber auch Schmerzen und Emotionen, die hochkommen und spürbar werden. Manche beschreiben ein wunderschönes Gefühl für die Erde, eine Verbindung. Andere fanden es verrückt, dass sie das Gefühl hatten, die Welt bewege sich weiter, sobald sie stehen blieben.

Schon nach wenigen Tagen spürten alle eine Aktivierung der Füße und Beine bis hinauf zum Beckenbereich, was ihnen gefühlt viel Kraft gab, durch manche Emotionen zu gehen. Andere beschreiben, dass ihre Sinne geschärfter sind und dass sie immer mehr wahrnehmen. Das Schönste erzählt mir ganz begeistert Ute: »Satya, das Gehen ist die beste Übung für mich! Zum ersten Mal erlebe ich, dass ich meiner Umwelt wertfrei begegne. Ansonsten war mein Geist immer aktiv, alles wurde bewertet, ich selbst, die anderen, die Natur, einfach alles! In den Meditationen konnte ich das abstellen, aber der Rest der Zeit war immer eine Herausforderung. Jetzt bin ich manchmal pure Wahrnehmung. Das ist so wunderbar!«

Manche kämpfen immer wieder mit der Haltung des »befreienden Atmens«. Die meisten empfinden es besonders zu Beginn als Anstrengung in den Schultern, lernen aber mit der Zeit, den Bereich ganz bewusst zu lockern und zu entspannen.

Jagan und Vir Kaur frühstücken eines Morgens mit mir, wir sind nur zu dritt. Jagan berichtet, dass sie ihre Emotionen immer klarer spüren und benennen kann. »Was mich sehr bewegt hat«, sagt sie, »war, dass ich prompt Antworten meiner Seele auf die Fragen bekommen habe. Und zwar sehr klare. Das hat mir bewusst gemacht, dass die innere Stimme eigentlich das Wichtigste in meinem Leben ist. Dass sie so weise ist und dass sie den ersten Platz in meinem Leben haben sollte.« Vir Kaur nickt, legt ihre Hand auf den Arm ihrer Freundin und meint: »Aber im Alltag vergisst man das so schnell. Warum eigentlich?« Das ist eine gute Frage. Was soll ich sagen? »Mich berührt es auch immer wieder, Antworten meiner Seele zu erhalten – und auch ich vergesse es immer wieder«, gebe ich zu.

»Das ist wohl das Leben, dieses Hin und Her«, seufzt Vir Kaur.

Othello wartet eines Nachmittags auf mich – ob ich mit ihm einen Moment reden könne. »Der befreiende Atem hat mich extrem dabei unterstützt, schnell zu mir zu finden und ehrlich mit mir zu sein. Ich mache das gerne mit jemandem zusammen, denn in dem Wissen, durch meine Begleitung geführt zu werden, kann ich mich ganz nach innen fallen lassen. Ich hab mir aber vorher den Text durchgelesen, so wusste ich natürlich, was auf mich zukam.« Er lacht. »Erst fand ich kein besonderes Gefühl, ich war zu Beginn auch etwas genervt, vielleicht hat mich Andreas angesteckt. Also spielte ich einige Situationen der letzten Zeit durch, die mir in den Sinn kamen. So konnte ich mich dann doch an Gefühle erinnern. Ein Gefühl wurde intensiver als die anderen, es lud mich ein, es näher zu erforschen. Und das hatte mit Jagan zu tun. Mit etwas Abstand betrachtete ich es. Wo spüre ich es in meinem Körper? Wie fühlt es sich an? Was könnte die Ursache, der Trigger, für dieses Gefühl sein? Was hat sie gemacht, dass diese Gefühle plötzlich so hochkamen?«

Othello hält einen Moment inne – und ich merke, dass ich den Atem anhalte. »Andreas«, fährt Othello fort, »lud mich ein, meine Seele einzuladen und sie um Unterstützung zu bitten. Als ich das tat, veränderte sich alles. Mir kamen Bilder und Geschichten und Gedanken, die ich zuerst gar nicht zuordnen konnte. Meine Seele führte mich dann in eine Situation. Ich stand bei einem Familienfest vor den anderen und sollte ein Gedicht aufsagen, aber alle waren mit Quatschen, Trinken und Essen beschäftigt. Ich erzählte das meiner Begleitung. Und schon während ich es aussprach, wurde mir klar, was mir gefehlt hatte, was ich gebraucht hätte: Ich hatte das Gefühl, nicht gesehen und anerkannt zu sein. Ich stellte mir dann vor, wie die Situation anders hätte verlaufen können, wenn ich in der Lage gewesen wäre, mein Bedürfnis auszusprechen. Sofort fühlte ich mich nicht mehr hilflos, ich veränderte die Situation in meiner Fantasie, und ich war nicht weiter Opfer der Umstände. Beim Auftauchen aus dieser Übung fühlte ich mich befreit und klar. Ich ahne, was Jagan damit zu tun hat. Und ich werde mich weiter damit beschäftigen.«

Ich bin sehr berührt, schaue ihm noch eine Weile hinterher, wie er sich langsam und mit weit ausholenden Schritten von unserem Restaurant entfernt.

Wie ein Abgang in einem Theaterstück, denke ich.

Shakespeare.

Soma

Mond-Chakra
– an der unteren Stirn –

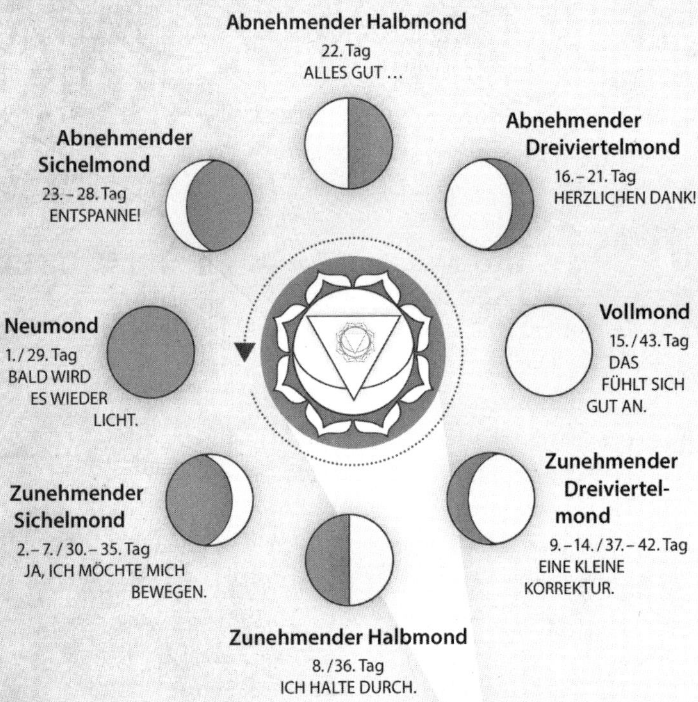

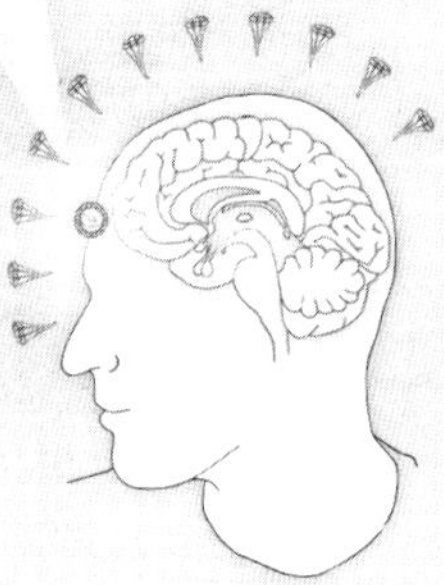

Mondlicht-Sankalpa

Der Mond ist meine Freundin,
ich folge ihrem Licht.

Am 11. Tag des Vollmondes faste ich,
am 11. Tag des Neumondes meditiere ich.

3.
Soma-Chakra: der Mond

Unsere nächste Reise-Etappe ist das Soma-Chakra, ein kleines, sekundäres Chakra, nahe beim Ajna-Chakra. Soma wird auch Chandra oder Indu genannt – alle drei Begriffe bedeuten Mond. Das Symbol von Soma ist ein hellblauer Lotus mit 12 bis 16 Blütenblättern. Es kann sich aber auch als ein Gesicht zeigen, das ein Chakra auf der Stirn trägt als Zeichen dafür, dass Erleuchtung ganz nahe ist.

Beim Soma-Chakra dreht sich alles um den Mond. In der Astrologie wird der Mond als ein Himmelskörper betrachtet, der mit unseren Emotionen und Instinkten in Verbindung steht – er symbolisiert alles Unbewusste und Emotionale. Dies können wir in diesem Chakra spüren.

Wie der Mond, so ist auch das Soma-Chakra mit unseren Emotionen verbunden. Und obwohl es sich um ein sehr kleines Chakra handelt, kann seine Energie gewaltig sein und große Gefühle hervorrufen. Aus ihm können wir auch Kraft schöpfen und tief in uns verwurzelte Konditionierungen und programmiertes Verhalten verwandeln. Wir verbinden dieses Chakra mit folgenden Stimmungen: emotional, kindlich, hungrig, instinktiv, intuitiv, voller Erinnerungen, unbewusst, aber auch mütterlich oder generell weiblich.

***

Ich sehe Zweifel in vielen Gesichtern. Besonders Andreas ist ganz offensichtlich genervt, und Rich runzelt demonstrativ die Stirn. »Astrologie ist so was von unwissenschaftlich«, sagt er dann. Elle, seine Kreation, widerspricht ihm. »Es gibt gute wissenschaftliche Belege, dass Menschen bei Vollmond deutlich kürzer schlafen – was in Großstädten weniger ausgeprägt ist als in einer natürlichen Umgebung. Auch der weibliche Zyklus passt sich gerne dem Rhythmus des Mondes an. Also jedenfalls, was den Mond betrifft, gibt es ein paar wissenschaftliche Erkenntnisse.«

Rich ist beleidigt, will es aber nicht zeigen.

Vir Kaur lächelt und sagt: »Menschen bestehen zu 50 bis 60 Prozent aus Wasser, und schaut euch mal an, was der Mond mit den Ozeanen treibt. Es ist der Arroganz der Menschen geschuldet, zu denken, dass wir davon nicht beeinflusst werden. Außerdem kenne ich Studien, die belegen, dass es bei Vollmond mehr Verbrechen gibt.«

»Also ich«, ruft Estrella, »ich kann einfach nicht schlafen bei Vollmond. Und bevor ihr jetzt sagt, das ist nur Einbildung, nein, nein, nein, sage ich. Ich weiß nämlich oft gar nicht, dass Vollmond ist. Und dann – bang! – kommt so eine Nacht, in der ich einfach nicht schlafen kann! Ich gucke aus dem Fenster und sehe: Vollmond.«

Jagan schüttelt den Kopf: »Mütterlich und weiblich gefällt mir gar nicht«, sagt sie, »das weckt alte Vorurteile.« »Da hast du recht«, antworte ich. »Mir liegt nichts ferner, als irgendwelche Vorurteile zu festigen! Aber es geht dabei gar nicht im Einzelnen um Frauen, sondern um Aspekte, die alle Menschen in sich tragen. Darum nutzt bitte auf dieser Etappe die Gelegenheit, die Themen zu erforschen.«

Andreas steht auf. »Seid mir nicht böse, aber ich muss raus hier. Ich verabschiede mich für eine Weile – ich glaube, ich muss mal Pommes essen und etwas anderes erleben.«

Ich bin irritiert, aber auch gelassen. Ich verstehe ihn und bin irgendwie sicher, dass er bald zurückkommen wird. Schließlich war ich selbst überhaupt nicht offen für Astrologie, als ich zum ersten Mal mit ihr in Berührung kam. Das hat sich im Laufe der Zeit sehr geändert. Und auch wenn einige unzufrieden aussehen und irritiert über Andreas' Abgang sind, beginnen wir mit den Link-Übungen.

Soma-Link-Übungen

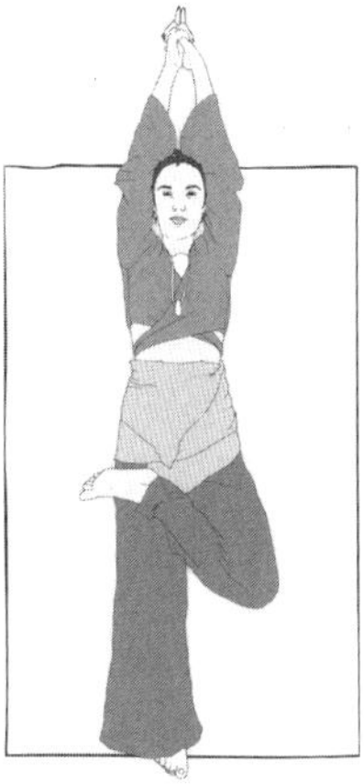

Baum
Du gewinnst Balance und Konzentrationsvermögen.

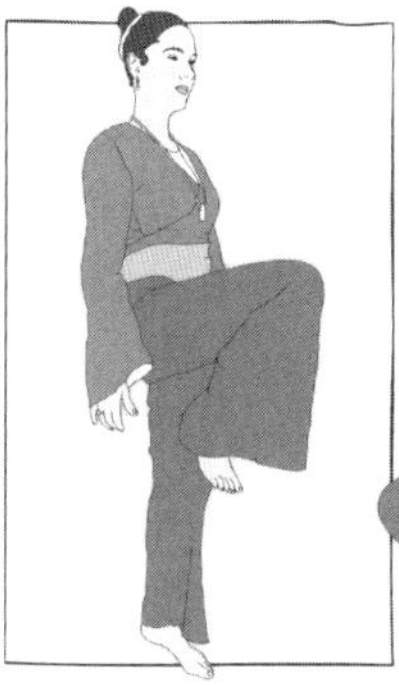

Storch
Du fokussierst dich, festigst die Balance und erwärmst deine Wadenmuskulatur.

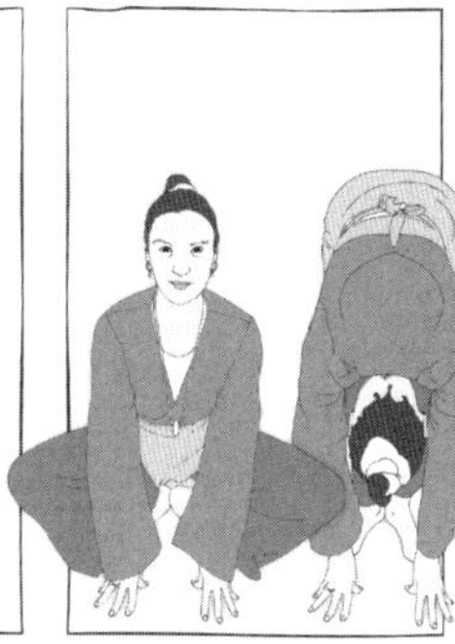

Frösche
Die Bewegung wirkt stärkend auf die Beine, das Herz und die sexuelle Vitalität.

Mond-Kriya – Bewusstsein

Haltung: Sitze in einfacher Haltung (siehe Seite 42 f.).

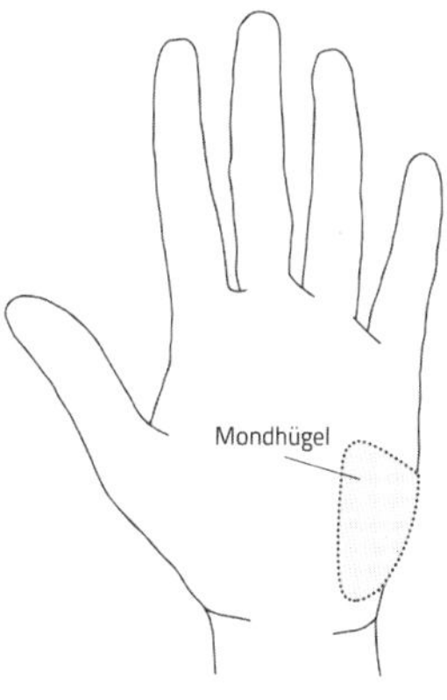

Mudra: Hebe die Hände auf die Höhe des Herzzentrums, wobei die Handflächen nach oben zeigen, Oberarme und Ellbogen sind bis auf die Höhe des Herzzentrums angehoben und bleiben dabei entspannt. Schließe dann die Hände zu lockeren Fäusten, die Daumen bleiben außerhalb. Am untersten Drittel der Handinnenkanten befindet sich der sogenannte Mondhügel, ein etwas erhöhter, von Handlinien eingegrenzter

Bereich (siehe Illustration). Durch leichtes Zusammenschlagen der Hände an diesen Stellen aktivierst du Energie.

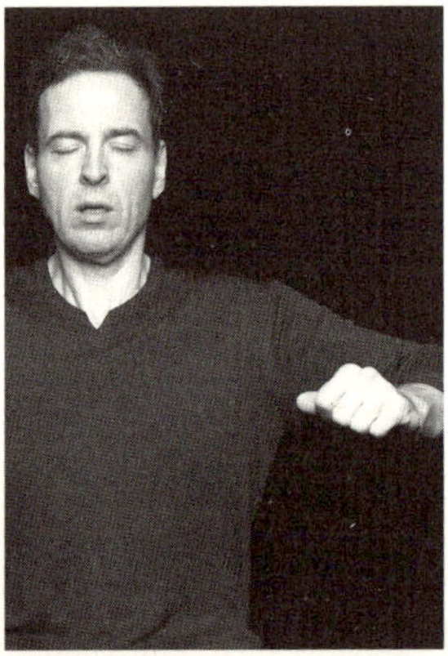

Augen: Die Augen sind geschlossen – der innere Blick ist auf das Soma-Chakra gerichtet.

Bewegung, Atem und Mantra: Atme durch die Nase ein, während du die Ellbogen zur Seite anhebst. Chante dann das Mantra HAR (Alles, was ist), während du die Mondhügel beider Hände 1-mal pro Sekunde zusammenschlägst. Ursprünglich wurde die Übung von rhythmischer Trommelmusik begleitet.

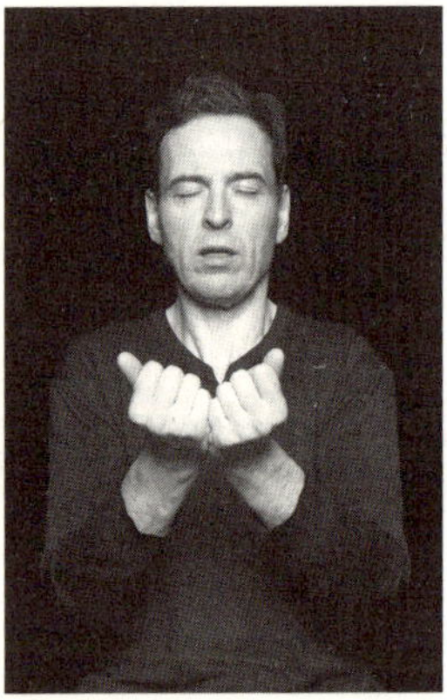

Zeit: Baue die Zeit langsam auf, beginne mit einer, dann 3, dann 5, dann 7, dann 21 Minuten, und wenn du willst, bis zu 31 Minuten.

Ende: Atme ein. Halte den Atem, halte die Position, ziehe Mulbandh (siehe Seite 44). Atme aus. Wenn du möchtest, wende zur Verstärkung das atmende Mahabandh (siehe Seite 45 f.) an.

Dann entspanne in Shavasana (siehe Seite 64 f.).

Traumreise

Du liegst auf einer Wiese, es ist ein warmer Sommerabend. Die Sonne geht gerade unter, du spürst sie und ihre Wärme auf deiner rechten Seite. Der volle Mond leuchtet schon am Himmel, links von dir. Alles um dich herum ist gut sichtbar, Gräser, kleine Blumen, die in einer sanften Brise hin- und herschaukeln. Du bewunderst das Spiel des Lichts in der Natur. Und du entspannst dich voll und ganz, gibst dein Gewicht mehr und mehr ab. Spüre, wie sicher du auf der Erde liegst, während sie im All um die Sonne kreist und sich um sich selbst dreht. Die Erde trägt und hält dich.

Deine rechte Seite fühlt sich warm an von der Sonne des Tages. Du siehst vor deinem geistigen Auge alles ganz klar und präzise. Deine ganze rechte Seite ist noch voller Energie und Lebenslust.
Gehe dann mit deiner Aufmerksamkeit zu deiner linken Seite und spüre jetzt, wie das Mondlicht auf dich wirkt. Nur schemenhaft erkennst du deine Konturen, alles ist geheimnisvoll und mystisch, kreativ.
Du hast beide Seiten in dir. Das Bewusste und das Unbewusste, Sonne und Mond.

Die Sonne geht langsam unter, und der Mond nimmt den Himmel für sich ein. Das Geheimnisvolle, Unergründete, Mystische nimmt immer mehr Raum in dir ein. Eine angenehme Kühle breitet sich in dir aus. Der Abstand vom Tag.

Dann komm langsam zurück.

***

Nach der Entspannung frühstücken wir gemeinsam, bevor ich die Aufgabe der nächsten 40 Tage erläutere. Ich freue mich, dass Kofi wieder zurück ist und sehr begeistert von seinen Wanderungen berichtet, die viel Tiefe gewannen, wenn er die Geh-Meditation benutzt hat. »Das habe ich aber nicht durchgehend gemacht. Es ist so langsam, ich fiel zu sehr auf in der Stadt, und das wollte ich nicht immer«, berichtet er und grinst. »Aber es ging manchmal auch darum, dass ich mein Ding mache, selbst wenn andere gucken – das tun sie auf dem Land hier sowieso schon, wegen meiner Hautfarbe.« Ich ahne, was er an Rassismus in seinem Leben schon hat aushalten müssen. Aber er lächelt und erklärt: »Die Meditationen, Tratakam, die sind wunderbar, und ich werde die immer weitermachen. Sie helfen mir, mit allen Widrigkeiten umzugehen.«

Wir setzen uns auf die Terrasse, und ich gebe eine Einführung in die astrologische Selbstanalyse.

Soma-Nadi | Mond-Tagebuch: Das Bewusstsein antwortet

Auf dieser Reise-Etappe ist es deine Aufgabe, ein Mond-Tagebuch zu führen und den Einfluss der periodisch wechselnden Erscheinungsformen des Mondes auf dich und deine Empfindungen zu beobachten. Habe ein wenig Geduld, vertraue deiner Wahrnehmungsfähigkeit. Auch wenn du denkst, du bildest dir etwas nur ein, nimm es wahr, ohne zu urteilen.

Dokumentiere für die nächste Etappe der Seelenreise deine Reaktionen auf die verschiedenen Phasen des Mondes. Die Analyse beginnt normalerweise in einer Neumondnacht bis zum Vollmond und dann weiter bis zum darauf folgenden Vollmond, also ungefähr 42 Tage lang. Aber auf unserer Seelenreise hier im Himalaja führen wir diese Untersuchung exakt 40 Tage durch und beginnen da, wo der Mond gerade jetzt steht.

a) Unter dem Stichwort »Mondphasenkalender« findest du im Internet eine Beschreibung der aktuellen Mondphasen. Du kannst es dir notieren, ausdrucken oder auf dein Smartphone herunterladen.
b) Nutze dein Heft und nummeriere die leeren Seiten.
c) Setze dich abends hin, meditiere und spüre den Mond. Dann reflektiere darüber, wie dieser Tag für dich ist, wie du dich fühlst, und schreibe alles auf. Dokumentiere parallel die verschiedenen Formen des Mondes und schaue dir die Übersicht auf der ersten Seite dieses Kapitels dazu an. Vergleiche deine Stimmungen, überprüfe, ob es Übereinstimmungen gibt und ob die Anmerkungen zu deinen Erlebnissen passen, aber fühle dich dadurch nicht eingeengt – du kannst ganz andere Erlebnisse und Gedanken haben. Jeder Mensch erlebt die Mondphasen auf seine individuelle Weise und zum Teil auch sehr unterschiedlich.

Ziel des Tagebuchs ist, den Einfluss der Bewegungen des Mondes auf Körper, Geist und Seele wahrnehmen zu können und auf diese Weise deine Intuition zu stärken.

Falls du dich noch intensiver damit beschäftigen möchtest, unterteile jede Seite in drei (nebeneinander oder untereinander liegende) Spalten und überschreibe sie mit »gestern«, »heute« und »morgen«.

a) Notiere in der mittleren Spalte »heute«, welche Empfindungen deinen Tag geprägt haben.
b) Wenn du magst, notiere deine Erwartungen für den nächsten Tag, also »morgen« – falls du welche hast. Vergleiche dann deine Aufzeichnungen des Folgetags mit den vorherigen Annahmen – wie weit stimmen sie und das Erleben überein? Mache dir Notizen.
c) Und vielleicht schaust du auch noch mal zurück. Wie ist das »Gestern« in deiner Erinnerung heute?

Vielleicht nimmst du die im Kasten aufgeführten Fragen mit auf diese Reise.

Findest du ausreichend Entspannung?
Erlebst du Einsamkeit?
Spendest du Fürsorge?
Brauchst du mehr Fürsorge?
Ist Freude in deinem Leben?
Wie ist dein Medienkonsum?
Pflegst du deine Freundschaften?
Erlebst du dich als selbstständig und selbstbestimmt?

Und so gehen alle, manche nach wie vor voller Zweifel, auf die nächste 40-Tage-Reise.

***

Ute kommt einige Tage später zu mir. »Ich bin ziemlich durcheinander. Ich merke, dass ich total emotional bin, aber wohl sehr kopflastig erzogen wurde. An manchen Tagen fühlt es sich unsicher, manchmal aber auch wie Nach-Hause-Kommen an, aber mein Kopf ist mir oft im Weg. Das mit den Erwartungen an morgen finde ich schwierig, da muss ich mir immer was ausdenken, weil ich im Moment wenig an den nächsten Tag denke.« »Dann lass das weg, fördere, was deine Intuition fördert«, rate ich ihr. Es ist offensichtlich, dass sie an ihrem eigentlichen Thema, der Kontrolle, angekommen ist.

Vir Kaur berichtet, dass sie seit Ewigkeiten täglich Tagebuch schreibt und das mit Bildern illustriert, immer morgens direkt nach dem Aufstehen. Es war zu Beginn für sie eine Herausforderung, das abends zu machen und dabei auf die vorgeschlagenen Themen zu achten. »Manchmal habe ich auch gar nichts geschrieben, weil ich zu müde war. Ich möchte mein früheres Ritual gerne mit dem Erspüren des Mondes verbinden. Kann ich vielleicht morgens schreiben?« Ich denke einen Moment nach. »Natürlich, eigentlich kannst du es machen, wann du möchtest und wann es für dich am besten ist. Es wäre nur schön, wenn du abends ein wenig über den Mond meditieren würdest.«

Jagan beschreibt ein interessantes Phänomen: »Beim Blick auf das Gestern und bei der Vorschau auf das Morgen ist mir aufgefallen, dass ich manches negativer empfinde, als es gestern für mich wirklich war! Ich bewerte es also schlechter in der Erinnerung. Oder wenn ich mir vorstelle, was ich für den nächsten Tag erwarte, dann wurde es am kommenden Tag oft ganz anders. Ich finde es extrem spannend, dass das Leben nicht so sein wird, wie ich es mir vorher ausmale …« »Wenn wir also einfach nur in die Wahrnehmung gehen, fallen viele Bewertungen einfach weg – meinst du das so?«, frage ich nach. »Ja, irgendwie. Und ich mache mir das Leben viel schwerer mit diesen ganzen Bewertungen.«

Insgesamt merke ich, dass sich alle intensiv damit beschäftigen. Auch Rich sehe ich häufig schreibend und in der Natur meditierend. Vielleicht entwickelt auch er ein Interesse für Astrologie, schon deshalb, weil seine Kreation Elle so begeistert davon ist. Weil sie blind ist, versucht sie zu spüren, wo der Mond gerade ist – seine Anziehungskraft fasziniert sie. Und sie liegt immer richtig.

Estrella tanzt viel, draußen, bei Mondlicht, und das sieht einfach bezaubernd aus. »Ich entdecke meine Weiblichkeit noch mal ganz neu. Und beim zunehmenden Mond zeigt sich, dass ich neue Perspektiven erkenne und spontan einfach ein paar Zukunftspläne geändert habe. Das finde ich alles sehr mystisch. Ich spüre so eine intensive Verbindung zum Mond und versuche jetzt, das immer intensiver zu fühlen.«

Kurz vor Ende der 40 Tage sitze ich auf der Treppe, wie ich das immer gerne tue, als Othello zu mir kommt. Auch wenn es für ihn eine Herausforderung ist, überhaupt Tagebuch zu schreiben, findet er es spannend. »Ich dachte immer, Tagebuch schreiben ist Mädchenkram. Aber jetzt empfinde ich es als sehr bereichernd. Es muss ja auch nicht sofort Sinn ergeben. Meine Intuition, oder was auch immer, führt einfach den Stift über das Papier. Verstehen tue ich manches erst später. Und ich mag es, dabei auf die Stimmungen des Soma-Chakra zu achten. Es sind Qualitäten, denen ich in meinem Leben bisher überhaupt keine Beachtung geschenkt habe – also mütterlich zu sein zum Beispiel. Ich entdecke ganz neue Seiten an mir und spüre, dass ich Kraft daraus ziehen kann. Es fühlt sich wie ein neuer Weg an, den ich einschlage.«

Delaila ist noch immer bei ihrer Mutter, will aber bald zurückkommen.

Andreas genießt sicher irgendwo kontinentale Frühstücke und Pommes frites mit Ketchup. Aber am vorletzten Tag taucht er unangekündigt auf und hat Berge von Süßigkeiten für alle dabei. »Was ist hier passiert, ihr seid alle so verändert?«, wundert er sich.

Erst an seiner Reaktion auf uns bemerken wir, wie intensiv diese Zeit für uns war. Insgesamt haben alle viele neue Seiten an sich selbst entdeckt und diverse kleine mystische Erfahrungen von Verbundenheit mit der Natur gemacht.

Wir sind doch vielschichtiger, als wir denken und gelernt haben.

Kamadhenu

Kuh-Chakra
– an der mittleren Stirn –

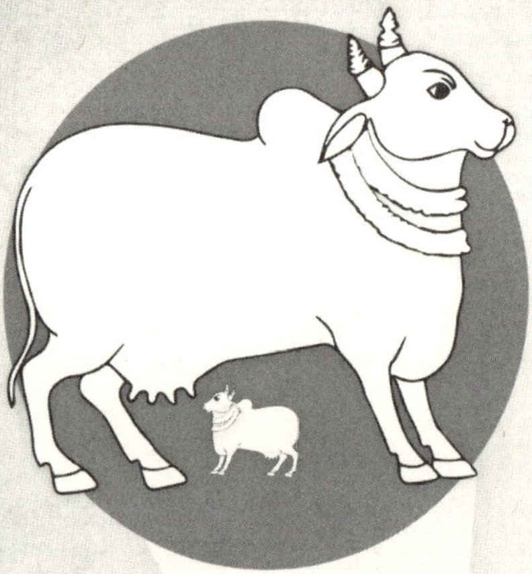

Zwei Hörner:
Die Qualität und Menge meiner Nahrung überprüfen.

Krähengesicht:
Mein Leben organisieren.

Pferdenacken:
Mein Denken unabhängig halten.

Pfauenschwanz:
Die Schönheit des Lebens genießen.

Schwanenflügel:
Einsicht in die Möglichkeiten des Lebens gewinnen.

Leuchtende Stirn:
Ein strahlendes Licht in mein Leben und die Welt bringen.

Augen:
Ein strahlendes Licht im Herzen erwecken.

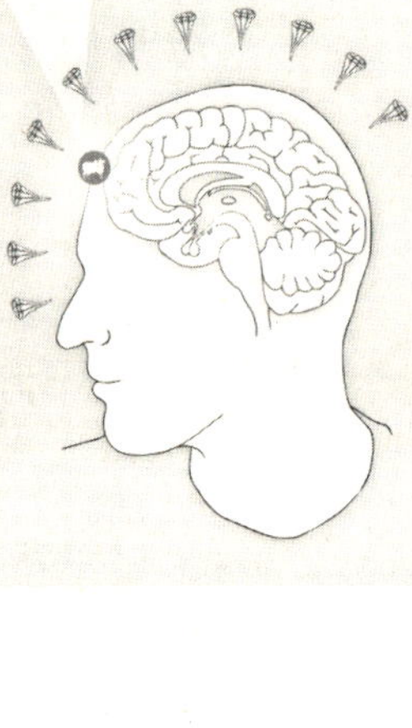

4.
Kamadhenu-Chakra: Begegnung mit dem Ego

Wir verlassen Soma. Die letzten 40 Tage und die Konzentration auf den Mond haben viele Prozesse in Bewegung gesetzt. Ich bemerke, dass sich alle immer wieder in tiefen Gesprächen begegnen, nur Jagan und Othello vermeiden den Kontakt miteinander noch immer. Elle ist bei allen beliebt, und Rich beobachtet sie immer faszinierter. Andreas liest das Mond-Tagebuch von Othello, der es ihm bereitwillig zur Verfügung gestellt hat. Wer weiß, vielleicht führt er diese Etappe später einmal alleine für sich durch.

Als Nächstes begeben wir uns auf den Weg zum Kamadhenu-Chakra. Kamadhenu wird in den Veden, der indischen Mythologie, als große beigefarbene Kuh dargestellt, und sie hat immer ihr Kalb dabei. Ich bin in gespannter Erwartung. Wie wird uns Kamadhenu begegnen? Ich glaube nicht, dass sie in Gestalt der Kuh mit ihrem Kalb aufkreuzt, aber hoffentlich als eine für alle deutlich spürbare Energie, die von machtvoller Präsenz ist. Kamadhenu ist eine der ältesten Göttinnen und unglaublich mächtig. Wenn sie gemolken wird, tropft die Milch (Amrit) nach unten in den Körper. Sie besitzt die Kraft, Wünsche zu erfüllen und Wohlstand, Fruchtbarkeit und Fülle in das Leben der Menschen zu bringen, die sich ihr öffnen.

Es gibt ein Lied, das Kamadhenu Mul Mantra, es geht ungefähr so:

Oh Kamadhenu, du wohnst im Himmel,
und erfüllst uns alle Wünsche
Oh Kamadhenu, wir lieben dich,
mögest du immer in unserem Leben präsent sein.

Damit es richtig schön wirkt, kannst du mal eine Kuh auf einem Feld besuchen und das Lied für sie singen, vielleicht auch auf einem Gnadenhof. Schau der Kuh dabei in die Augen.

Kamadhenu-Link-Übungen

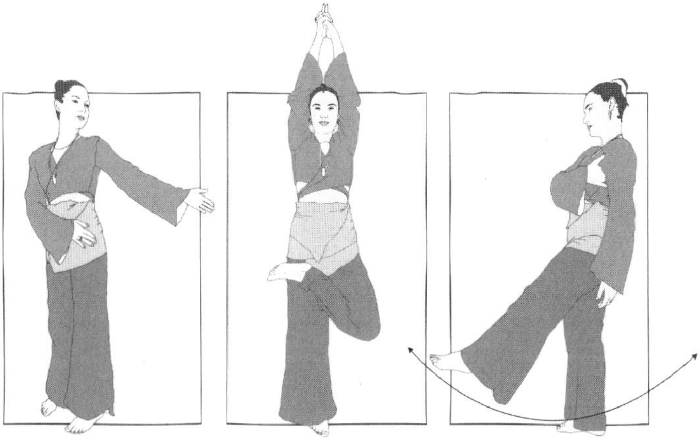

Kleine Mühle
Spült Prana in das Gehirn.

Baum
Du gewinnst Balance und Konzentrationsvermögen.

Pendel
Klärt und ordnet den Geist.

Mudra-Kriya – Begegnung mit dem Ego

Wenn Verstand und Gefühl verschmelzen, verliert das Ego seine Macht, Herzenergie kann fließen, und wir entwickeln Mitgefühl für uns selbst und alle fühlenden Wesen. In dieser Kriya ist es das Mudra, das den Weg in dein Herz öffnen kann.

Haltung: Sitze in einfacher Haltung (siehe Seite 42 f.).

Mudra: Bringe deine Hände vor der Brustmitte zusammen. Die Ringfinger sind gestreckt und die Fingerspitzen berühren sich, die anderen Finger rolle auf eine Weise ein, dass die mittleren Fingerglieder aneinanderliegen, die Daumen lege entspannt auf den Zeigefingern ab. Die Platzierung der Hände vor dem Herzen symbolisiert Mitgefühl. Die eingerollten Finger bilden eine starke energetische

Grundlage, auf der die vorgestreckten Ringfinger Sonnenenergie, Kraft in dir, aktivieren. Das baut Tatkraft auf nach der Aktivierung der Mondenergie. Die unspezifische Position und Haltung der Daumen stehen für die Bedeutungslosigkeit des Egos.

Augen: Die Augen sind geschlossen. Fokussiere dich auf die mittlere Stirn.

Mantra: Atme tief in den Bauch und chante so kraftvoll und lange, wie es für dich geht, die Silbe ONG (schöpferisches Bewusstsein). Wiederhole das mindestens 5-mal, dann kommst du auf ungefähr 3 Minuten.

Zeit: Chante langsam aufbauend zunächst 3 Minuten, dann 5, 7, 11, 21 und 31 Minuten in dieser Haltung.

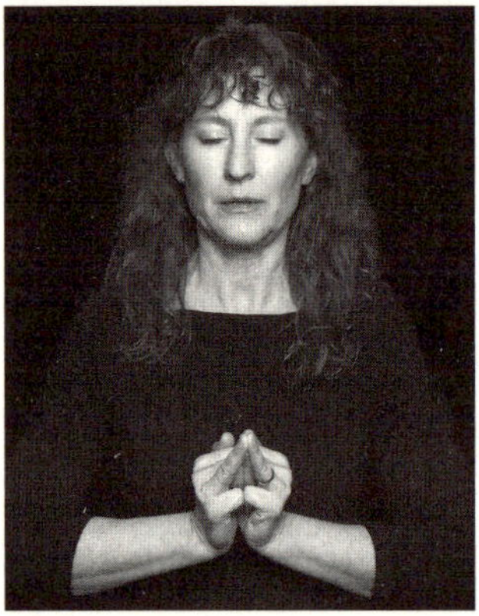

Ende: Nimm einen tiefen abschließenden Atemzug, entspanne die Haltung und spüre der Meditation nach.

Optional schließe das atmende Mahabandh (siehe Seite 45 f.) direkt an die Kriya an.

Anschließend entspanne in Shavasana (siehe Seite 64 f.).

Traumreise

Entspanne dich mit jedem Atemzug immer tiefer. Spüre das Leben in dir. Einatmen und ausatmen …
Shakti ist die wunderschöne Braut von Shiva, dem göttlichen Bräutigam. Shiva und Shakti stehen für uns im Yoga für die Dualität des Lebens: Shiva ist das Unsichtbare – unsere Gedanken und Gefühle zum Beispiel. Shakti ist das Sichtbare, das Greifbare, wie beispielsweise Knochen und Muskeln. Aber Shiva und Shakti wollen eins werden. Verstand und Gefühl nicht mehr voneinander zu trennen, das ist ein Ziel unserer Seelenreise – Kohärenz. Ganz eins werden mit uns.

Wir laufen durch einen Dschungel, hören den Gesang exotischer Vögel, das Rascheln der Pflanzen, und wir fühlen uns ganz wohl und sicher. Plötzlich taucht vor uns eine Schlucht auf, so tief, dass der Boden nicht klar zu erkennen ist. Wir wollen aber unbedingt weiter, denn wir wollen die Verbindung von Verstand und Gefühl erleben, das Einswerden von Shiva und Shakti – wir wollen diese Hochzeit nicht verpassen.

Dann sehen wir eine Brücke, die über die Schlucht führt. Wir wollen gerade losgehen, da blockiert Rudra, die furchteinflößendste Inkarnation von Shiva, unseren Weg und brüllt unerträglich laut. Warum tut Rudra das, warum behindert Rudra unsere Weiterreise?

Shiva und Shakti wollen ihre lang ersehnte Hochzeit jetzt endlich vollziehen. Rudras Brüllen ist eine Warnung an ungebetene Gäste, eine Abschreckung an jene, die die Hochzeit stören oder gar verhindern wollen. Wir jedoch sind gekommen, um teilzunehmen, bereit, unser Ego loszulassen. Rudra entspannt sich und lässt uns passieren. Und wir können weiterziehen, bereit für das nächste Abenteuer.

Dann komm zurück hierher, recke und strecke dich und komme zum Sitzen.

***

Kamadhenu-Nadi | Die Liebe zum inneren Kind

Im Folgenden findest du eine Übung, die deine Fähigkeit zur Selbstfürsorge stärkt und helfen kann, Frieden mit dir selbst zu finden. Es handelt sich um die Kontaktaufnahme mit deinem inneren Kind, das wir im Yoga das »verborgene Selbst« nennen. Das »innere Kind« ist ein Symbol für die Gefühle, Erfahrungen und Erinnerungen aus deiner Kindheit, die im Gehirn gespeichert sind, ein Symbol für alles, was in unserer Kindheit mit uns geschehen ist. Wenn wir mit unserem inneren Kind Kontakt aufnehmen, können wir leichter Verständnis und Mitgefühl für uns selbst entwickeln. So wird es möglich, alte Emotionen und destruktive Verhaltensweisen loszulassen, die Folgen von traumatisierenden Erlebnissen und Konditionierungen sind.

Wie auf unserer Reise zu den Gefühlen beim Ajna-Chakra lasse auch hier alles zu, was in dir geschieht. Alles ist möglich, und nichts kann dir passieren, denn es ist nur unsere Vorstellungskraft. Alles ist ein Teil von dir, und alles wandelt sich ständig. Du kannst mit allem, was in dir auftaucht, Kontakt aufnehmen. Du kannst beispielsweise deine Angst, deine Wut, deine Traurigkeit ebenso wie eine Person aus deinem Leben fragen, welche Botschaft sie für dich haben, und du kannst sie sogar einladen, genau das zu tun, was sie tun wollen. Wissend, dass dir im äußeren Leben nichts geschehen wird, kannst du beobachten, was passiert, und du wirst erleben, welche ungeahnten Wendungen möglich sind.

Liebe zum inneren Kind

Falls du die Arbeit mit dem inneren Kind noch nicht kennst, wähle nach Möglichkeit eine Begleitung deines Vertrauens für den Anfang.

Lege dich bequem auf den Rücken und decke dich mit einer leichten Decke zu. Deine Begleitung sitzt neben dir und vergewissert sich, dass du dich sicher und geborgen fühlst. Spüre, wie du atmest.

Deine Begleitung stellt folgende Fragen, auf die du antwortest:

a) Bist du bereit, dich auf die Reise zu deinem inneren Kind zu begeben?
b) Spüre deinen Körper von innen. Lenke deine Aufmerksamkeit zu deinem Herzen. Kannst du dein Herz sehen? Wie sieht es aus?
c) Sprich mit deinem Herzen, sage beispielsweise: *Herz, ich komme jetzt zu dir.* Oder: *Herz, ich sehe dich.* Wie sieht dein Herz aus?
d) Wie reagiert dein Herz auf deine Ansprache?
e) Sprich weiter mit deinem Herzen und schaue, wie es reagiert. Zum Beispiel: *Du bist mein Herz, ich liebe dich. Ich bin dir dankbar dafür, dass du so treu und zuverlässig für mich da bist.* Wie reagiert dein Herz? Bekommst du eine Antwort?
f) Frage dein Herz: *Wie geht es dir, mein Herz? Möchtest du mir etwas sagen?* Lausche auf die Antwort.
g) *Herz, ich bin gekommen, um das kleine Kind, das ich einmal war, zu finden. Kannst du mir helfen, magst du mich begleiten?*

Lausche der Antwort. Je nachdem, was es sagt, wähle für das weitere Vorgehen Schritt h1 oder h2.

h1) Wenn das Herz Nein sagt, lasse diese Reise hier zu Ende gehen. Danke deinem Herzen. Kündige an, dass du es morgen wieder besuchst. Wiederhole mit deiner Begleitung diese Reise und gib deinem Herzen Zeit. Nimm gegebenenfalls auch Gefühle von Angst und Sorge mit auf die Reise. Gehe immer mehr in den Dialog mit deinem Herzen, bis es sich für die weitere Reise öffnet.

h2) Wenn das Herz Ja sagt, beginne, dein inneres Kind zu rufen. Vielleicht hast du eine Erinnerung, ein Bild von deinem jüngeren Selbst, die dir spontan kommt – vielleicht auch nicht. Manchmal braucht das innere Kind Zeit, bis es sich zeigt.

i) Sobald du das Kind gefunden hast oder es zu dir kommt, nähere dich ihm behutsam. Sage: *Ich bin gekommen, um für dich da zu sein. Ich liebe dich, und ich möchte, dass es dir gut geht.* Wie alt ist das Kind? Kommt es gerne oder verhalten, vorsichtig?

j) Am Ende biete dem inneren Kind an, dass du ab jetzt für es da bist, nenne es bei deinem Namen: *…, ab jetzt bin ich für dich da. Ich freue mich, dass du zu mir gekommen bist. Ich werde ab jetzt hören, was du mir zu sagen hast.*

k) Dann bedanke dich bei deinem Herzen für die Begleitung. Und wenn du magst, nimm dein inneres Kind in dein Herz hinein, wo es beschützt, genährt und gewärmt wird.

Falls dies nicht die erste Reise zu deinem inneren Kind ist oder wenn du inzwischen damit vertraut bist, dann kannst du ohne Begleitung auf die Reise zu deinem inneren Kind gehen. Begegne ihm direkt. Frage, ob es dir etwas sagen möchte – frage, was es braucht. Lausche. Wie auch immer seine Antwort lautet, begegne ihm mit deiner ganzen Liebe. Schaue, was es dir erzählen möchte oder was es sich wünscht. Vielleicht möchte es von dir gehalten werden, vielleicht möchte es mit dir zusammen den Ort verlassen, um dir etwas zu zeigen.

Du kannst das Herz auch um einen schönen Raum für euch bitten. Geht gemeinsam hinein und beginnt, den Raum nach den Wünschen des Kindes zu gestalten. Es soll ein Ort werden, an dem das Kind sich geborgen, sicher und frei fühlt, vielleicht mit einer Kuschelecke, mit Spielsachen – vielleicht ist es auch ein Garten mit einem Baumhaus, vielleicht mit einem Spielgefährten, einem Hund, einer Katze. Was auch immer dem Kind guttut, alles darf sein.

Wenn du die Reise beenden möchtest, versichere deinem inneren Kind, dass du immer für es da sein wirst und dass du es jeden Tag besuchen kommst, um nach ihm zu schauen. Verabschiedet euch voneinander. Danke deinem Herzen für den Raum, den es in seinem Inneren für das Kind geöffnet hat.

Öffne allmählich die Augen. Wenn du bereit bist, setze dich auf.

Nach dieser Reise chante für dich oder auch mit deiner Begleitung das Mantra ANG SANG WAHE GURU – es bedeutet: »In jedem Individuum (ANG) und in jeder Gemeinschaft (SANG) – wundervoll (WA) bist Du (HE) und führst uns vom Dunkel (GU) ins Licht (RU).«

Zeit: Plane in den nächsten 40 Tagen dafür täglich so viel Zeit ein, wie du magst und brauchst.

Die sieben Geschenke der Kamadhenu

Sobald das verborgene Selbst beziehungsweise das innere Kind ein bewusster Teil von dir wird, kommt alles in Ordnung. Ihr macht die Reise des Lebens von nun an gemeinsam. Immer wieder kommst du in Situationen, die dich herausfordern, die stark emotional sind, oder du bist konfrontiert mit einem Verhaltensmuster, das du ändern möchtest. Dann kannst du in Kontakt mit deinem inneren Kind gehen. Vielleicht hat es eine wichtige Botschaft für dich, die dir weiterhilft.

Grundsätzlich hält Kamadhenu sieben Hinweise als Geschenke für dich bereit, die du auf der ersten Seite dieses Kapitels in der Illustration auf Seite 114 findest. Sie können dich und dein inneres Kind unterstützen. Nutze sie, um den Hintergrund eines verbleibenden Musters im Fühlen, Denken oder Handeln zu erforschen. Bestenfalls werden sich schmerzhafte Erfahrungen in etwas Nutzbringendes verwandeln können, und du kannst, gemeinsam mit deinem inneren Kind, Frieden mit ihnen schließen.

***

Anfänglich war die Kriya wegen der Fingerhaltung unbequem für einige und zog damit die Aufmerksamkeit auf sich, aber mit der Zeit konnten sie daraus Kraft gewinnen.

Die Begegnung mit dem inneren Kind war für alle bewegend: Es trat immer deutlicher in Erscheinung und kommunizierte immer klarer. »Ich habe mich regelmäßig auf mein Herz konzentriert und auf meine Liebe zum inneren Kind, also zu mir selbst«, erklärt uns Jagan, dabei hat sie Tränen in den Augen. Ich sehe, dass Othello sie genau beobachtet. Ob sie wieder zueinanderfinden? Es ist ja schon wunderbar, dass sie diese Reise gemeinsam machen.

Andreas windet sich, bevor er schließlich sagt: »Zu Beginn habe ich mich sehr gegen diese Übung gewehrt. Aber Othello war mir nicht nur ein Freund, sondern auch ein großartiger Begleiter, der einfach nicht lockerließ. Auch als Begleiter habe ich erkannt, wie kostbar diese Übung ist. Ich habe jetzt das Gefühl, Riesenschritte in Richtung innere Freiheit zu gehen. Und bin froh, dass ich nicht beim Pommesessen hängen geblieben bin«, fügt er noch lachend hinzu. »Das war nämlich auch das innere Kind!«

Ute und Jagan nicken, sie haben in diesen 40 Tagen viel zusammengearbeitet. »Indem ich das für mich bisher verborgene innere Kind hervorgeholt habe«, erklärt Ute, »tauchten plötzlich so viele Situationen aus der Vergangenheit auf, die, total verdrängt, schmerzhaft eingekapselt waren und mein Verhalten, meine Reaktionen oft bestimmt haben. Und das, wo ich immer dachte, ich sei doch schon so frei. Man lernt nie aus, egal, wie alt man ist.« Sie sieht Jagan an. »Das denke ich auch«, fügt die hinzu. »So viele Reaktionen kommen aus diesem inneren Kind, nicht von mir heute. Heute bin ich eigentlich ganz woanders und wundere mich jetzt selbst über so manches, was ich getan und gesagt habe.« Othello schaut sie die ganze Zeit an. Jetzt erwidert sie seinen Blick. Das ist wie Elektrizität im Raum. Alle scheinen für einen Moment den Atem anzuhalten.

Die Seele freischaufeln, das, was sie behindert, anschauen und verabschieden.

Kameshvara

Liebes-Chakra
– an der oberen Stirn –

Ardhanarishvara

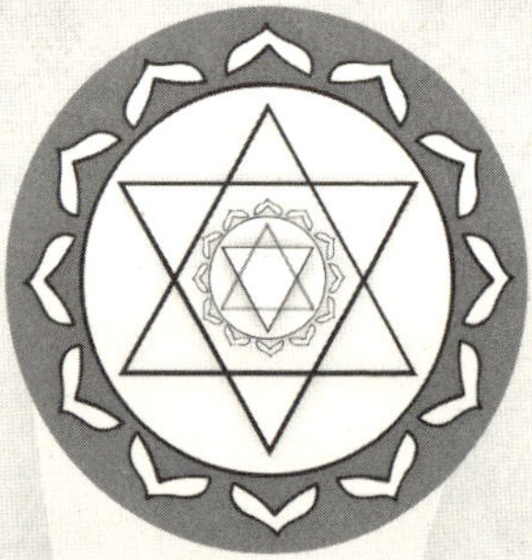

Shiva:
Ich bin keine Ansammlung von Gedanken.
Nur den Denkern bekannt.

Shakti:
Ich bin keine Leiter, die man hochklettert.
Und keine Reihe durchbohrter Zentren.

Shiva:
Bist du dieses entzückende Universum,
in das wir hineingeboren sind?

Shakti:
Bist du dieses mysteriöse Bewusstsein,
das überall flimmert?

Shiva:
Ich werde nicht gefunden am Ende eines langen Wegs.
Ich stehe hier direkt vor dir.

Shakti:
Obwohl ich mit dem Verstand nicht zu finden bin,
bin ich im Bereich deines Muts.

Shiva:
Ich bin immer hier.
Ich bin die am meisten intime Umarmung.

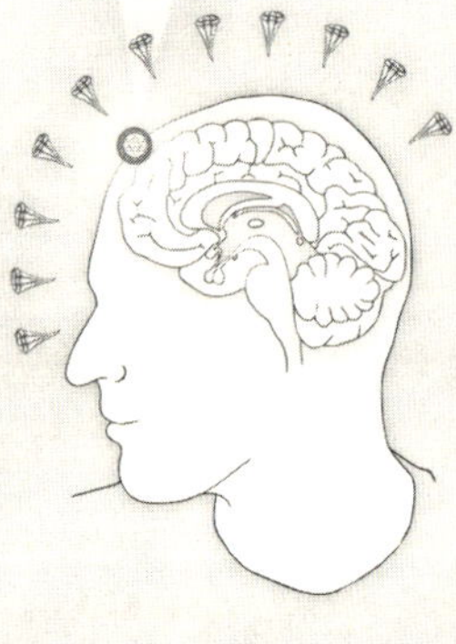

Shakti:
Ich brauche das Geschenk deiner Liebe,
lass mich in deiner Umarmung ruhen.

Shiva/Shakti:
So lass uns unseren Körper
und unseren Geist
miteinander verweben,
intim mit allem Leben.

5.
Kameshvara-Chakra: Herr der Liebe

Kameshvara bedeutet »Herr der Liebe« – das Kameshvara-Chakra steht dementsprechend für Liebe. Es ist mit der Fähigkeit verbunden, uns für die Liebe zu öffnen oder aber für sie verschlossen zu bleiben. Hierbei bilden die verschiedenen Möglichkeiten von liebevollen Beziehungen einen bedeutenden Aspekt.

Im Yoga werden drei Formen von Liebe beschrieben:

Piare ist die irdische Liebe zu einer geliebten Person, zu Freund*innen sowie Familienangehörigen. Diese Liebe bezieht ihre Energien aus den drei unteren Zentren, dem Wurzel-, dem Sakral- und dem Nabel-Chakra.

Peräm ist die mitfühlende Liebe, die nicht an bestimmte Menschen gebunden ist. Sie bezieht ihre Energien aus dem Herz- und dem Kehl-Chakra.

Säbhang ist die grenzenlose Liebe, in der die Seelen zweier liebender Menschen miteinander verschmelzen und zu einer Seele in zwei Körpern werden. Säbhang ist auch die bedingungslose Hingabe der individuellen Seele an das Göttliche, wobei sich die Energien aus den oberen Zentren, dem Dritten Auge und dem Kronen-Chakra, mit der Energie der Unendlichkeit zu einem harmonischen Einssein synchronisieren.

Eine Liebe kann aus einer oder aus mehreren dieser Formen bestehen. Und sie kann sich verändern, von einer auf eine andere Ebene erheben. Alles ist möglich.

Wie es im Gedicht auf der ersten Seite dieses Kapitels anklingt, schreiten Shakti (Gefühl) und Shiva (Verstand) feierlich und mit ausgestreckten Armen aufeinander zu. Shiva, in wunderbare Kleider gehüllt und in seiner wohl stattlichsten und männlichsten Inkarnation, erwartet seine über alles geliebte wunderschöne Shakti, die als Göttin der Kundalini ebenfalls in prachtvollsten Gewändern auftritt. Shakti kommt als Nari (die Frau), Shiva als Ishvara (der Mann). Und in der lange herbeigesehnten Umarmung verschmelzen Nari und Ishvara zu Ardhanarishvara. Der neue Name ist zusammengesetzt aus Ardha (halb), Nari und Ishvara und er bedeutet: halb Frau, halb Mann.

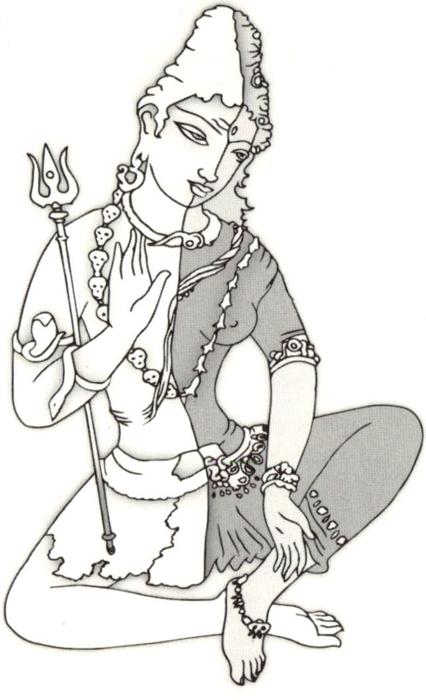

Androgynie war also, unabhängig vom Zeitgeist, schon immer eine Botschaft aus dem Chakra der göttlichen Liebe, auf Sanskrit Kameshvara oder auch Kameshvari.

Kameshvara-Link-Übungen

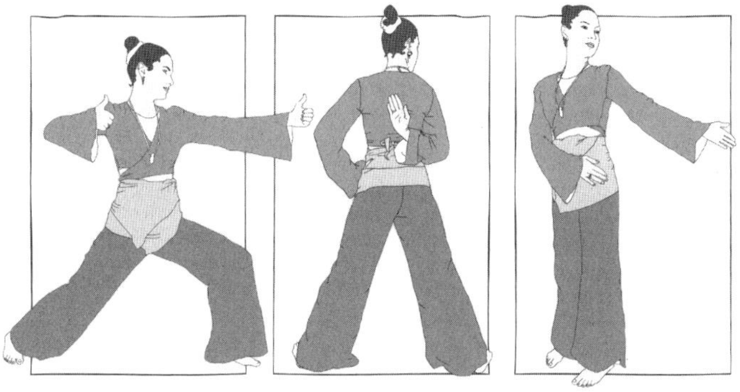

Bogenschütze
Schätze ein, wie weit sich dein Ziel bereits verwirklicht hat. Notiere das Ergebnis.

Herzöffner
Weite dein Herz, vertiefe den Atem und erfahre Entlastung im Ischiasnerv.

Kleine Mühle
Du knüpfst neue Verbindungen im Nervensystem.

Herz-Öffner-Kriya – Liebe

Die Kriya belebt durch den Gebrauch eines sehr anmutigen Mudras die Energie des Herzens, wodurch du die Fähigkeit gewinnst, Liebe in ihren verschiedenen Erscheinungsformen zu erleben.

Haltung: Sitze in einfacher Haltung (siehe Seite 42 f.).

Mudra: Bringe deine Hände auf Herzhöhe zusammen, der kleine Finger und der Ringfinger liegen aneinander. Führe die Spitzen der Mittelfinger zusammen, indem du die Finger ein wenig anwinkelst. Zeigefinger und Daumen sind gestreckt und zeigen nach vorne, berühren sich aber nicht.

Augen: Richte den Blick auf das Liebes-Chakra auf der oberen Stirn.

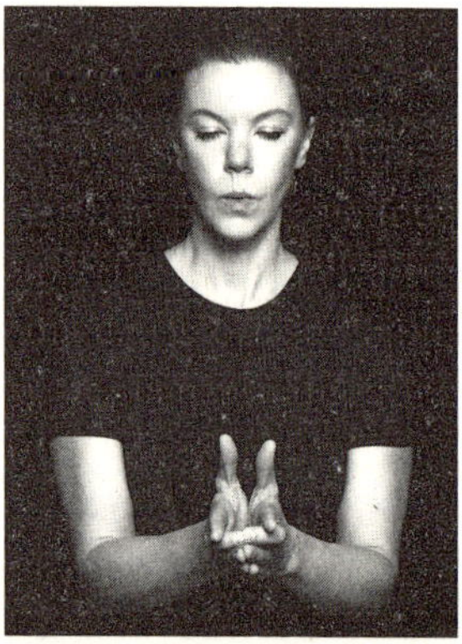

Atem: Atme in 8 gleichen Teilen sanft durch die Nase ein bis tief in den Bauch, atme mit einem leisen, flötenden Ton durch den Mund aus.

Zeit: Beginne mit einer Dauer von 5 Minuten, verlängere die Übungszeit auf bis zu 11, 21 bis zu 31 Minuten.

Ende: Atme tief durch die Nase ein, halte den Atem, ziehe Mulbandh (siehe Seite 44), atme aus. Das wiederhole 2-mal, und wenn du magst, beende es mit dem atmenden Mahabandh (siehe Seite 45 f.).

Lege dich in Shavasana (siehe Seite 64 f.) und entspanne für die Traumreise.

Traumreise

Wir sind weiter unterwegs auf unserer Reise durch das Tal, in dem die Hochzeit von Shiva und Shakti stattgefunden hat. Gerade befinden wir uns auf der endlos lang erscheinenden Chakra-Brücke, die uns von Kamadhenu über Kameshvara nach Hrit bringen wird.
Du schaust hinunter in die Schlucht, die im Nebel versunken liegt. Das Letzte, was du von Kamadhenu noch siehst, ist ihr Kopf mit den schweren goldenen Hörnern, der sich zärtlich auf das brüllende Maul ihres Kalbes senkt – dann verschwindet sie im Nebel. Jetzt liegt eine herrliche Stille über der Schlucht, die du sehr genießt. Wir gehen weiter und sind bald auf dem mittleren Teil der Brücke, bei Kameshvara, angekommen.
Langsam lösen sich die dichten Nebelbänke auf, die die Umgebung bisher unsichtbar gemacht haben. Das Geschehen,

auf das du nun hinabblickst, zieht dich in seinen Bann. Aus großen Hörnern erklingen weich modulierte Basstöne durch die Luft, die immer lauter werden, während sich inmitten der Landschaft ein zart vibrierendes Dreieck bildet. Vor deinen Augen entfaltet sich eine Szenerie von fast überirdischer Schönheit. Wie umrahmt von Klang und Licht haben Yogis und Yoginis in einer Dreieckform Platz genommen – sie sind in Weiß gekleidet, sitzen in anmutigem Lotussitz und sind tief in ihre Meditation versunken. Die Hörner werden lauter, und du erkennst einen uralten indischen Klang: KA (kraftvoller Beginn), HA (nachgebender, weicher Verlauf), KAA (fulminanter Höhepunkt).

Betrachte das Bild, spüre dein Herz, und empfinde die Liebe in deinem Herzen.

Dann komm langsam aus der Entspannung heraus.

Kameshvara-Nadi | Liebes-Mandala

Kameshvara-Nadi ist der Kanal in dir, in dem Liebe fließt.

Die Meditation auf ein Liebes-Mandala wird es dir ermöglichen, Strömungen von Liebe in deinem Leben zu erkennen, sie neu auszurichten und zu lenken. Willst du die Liebe innerhalb deiner Familie erforschen, kannst du deinen Blick auf bis zu sieben Generationen zurückrichten.

Nutze dafür ein Mandala als dein Meditationsobjekt, ähnlich einzusetzen wie die Objekte aus den Tratakam-Übungen (siehe Seite 91 f.), die du aus dem Ajna-Chakra kennst. Es gibt zwei Möglichkeiten, wie du dein Mandala für dich gestalten kannst.

Variante 1: Zeichne einen großen Kreis auf ein Stück Papier, am besten ein quadratisches Blatt. Dann ziehst du innerhalb dieses großen Kreises weitere konzentrische Kreise, jeweils einen für jedes Jahrzehnt. Notiere darin die jeweiligen Lebensjahre, also 0 bis 10 Jahre usw. Schreibe deinen Namen oder ein ICH in die Mitte.

Variante 2: Nutze für jedes Jahrzehnt einen separaten Bogen, in die Mitte schreibst du auch hier deinen Namen oder ICH. Im inneren Raum eines jeden dieser Kreise kannst du nun dein persönliches Mandala gestalten.

Es sind die Wege, auf denen Liebe in dein Leben getreten ist, die du nun erforschen und darstellen wirst. Schau in meditativer Stille auf das Blatt mit der Frage: Wie viel Liebe habe ich bekommen? Von wem? Von meinen Eltern, den Großeltern, vom Ehepartner oder der Ehepartnerin, Geschwistern, Verwandten, Freund*innen, Lehrkräften, meiner Yogalehrerin oder meinem Yogalehrer, meinem Haustier? Dann warte ab, was in dir auftaucht, und notiere es. Rücke dann immer jeweils eine Person in den Fokus. Frage beispielsweise: Wie hat meine Mutter ihre Liebe für mich ausgedrückt?

Wenn du möchtest, kannst du folgende Fragen einbeziehen:

1. Was ist oder war – Liebe betreffend – das Ziel meiner Mutter in ihrem Leben ?
2. Hat sie ihr Ziel erreicht?
3. a) Wenn du weiblich bist: Gab / gibt sie meiner weiblichen Seite das Gefühl, geliebt zu werden?
   b) Wenn du männlich bist: Gab / gibt sie meiner männlichen Seite das Gefühl, geliebt zu werden?
4. Sah / sieht sie einen höheren Sinn im Leben, und hat sie mir diesen Sinn in Liebe vermitteln können?
5. Welche positiven Worte beschreiben meine Mutter gut?
6. Und welche negativen Worte?
7. Welches war / ist ihr geistiges Erbe der Liebe an mich?
8. Gab / gibt es auch Lieblosigkeit?

Liebes-Mandala

Variante 1

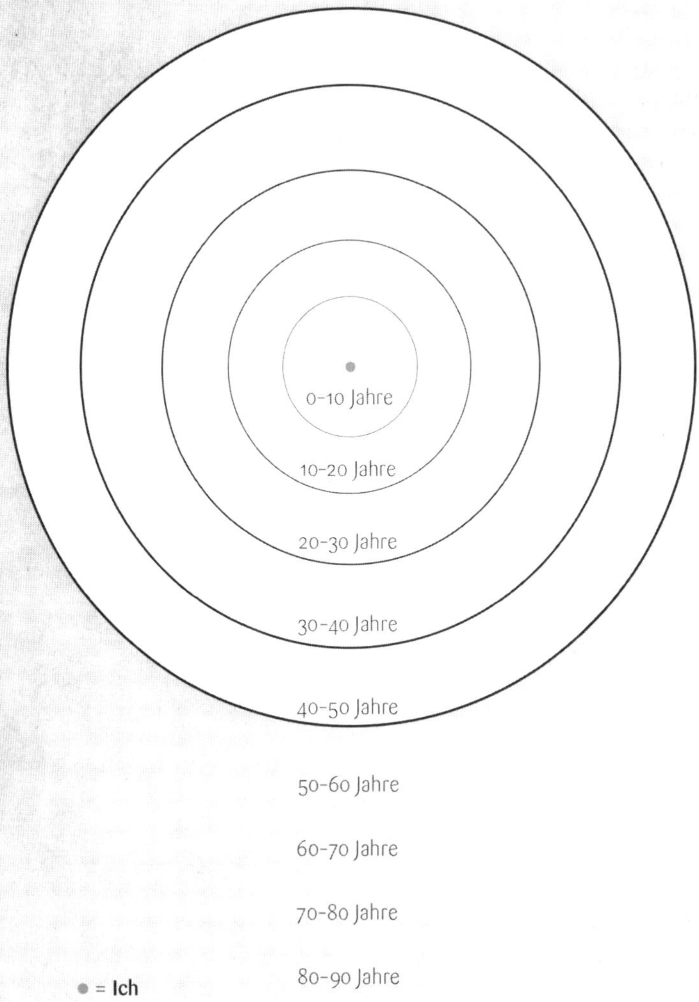

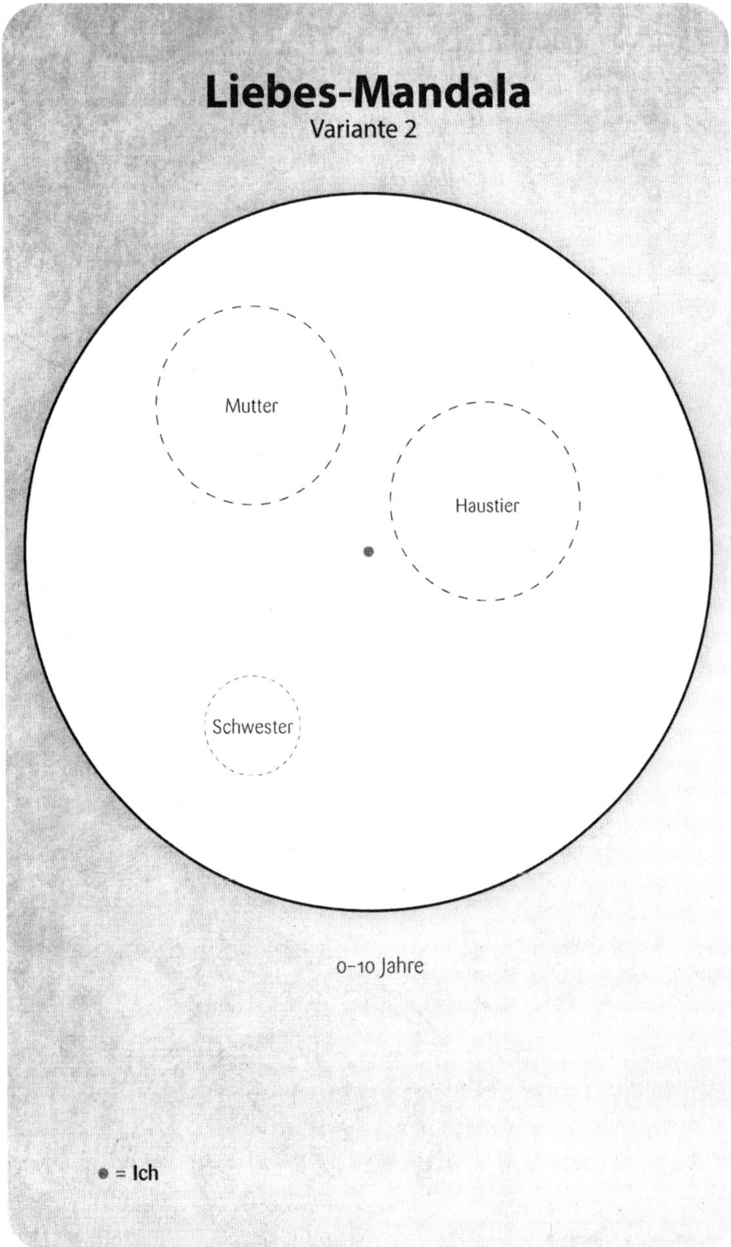
Liebes-Mandala
Variante 2
Mutter
Haustier
Schwester
0–10 Jahre
● = Ich

So kannst du erforschen, welche Art von Liebe du von deiner Mutter, deinem Vater und allen dir wichtigen Personen erhalten hast, welche Vorbilder in Sachen Liebe sie für dich waren.

Wenn du die Möglichkeit hast, kannst du Fotos der jeweiligen Personen aus der betreffenden Lebensphase in das Mandala hineinkleben, du kannst aber auch Szenen zeichnen und Erinnerungen aufschreiben.

Lasse den Entstehungsprozess dieses Liebes-Mandalas, deine Erinnerungen und Einsichten, in einer ruhigen Stunde nachwirken. Notiere die Erkenntnisse, sodass du später auf sie zurückgreifen kannst.

Falls dir dieser Prozess schwerfällt, kann es helfen, sich währenddessen auszutauschen und gemeinsam zu forschen, Erinnerungen zu teilen.

***

Diese 40 Tage sind eine intensive Zeit für alle.

Delaila ist zurückgekehrt, mittendrin, und sie hat sich erstaunlich schnell wieder zurechtgefunden. Ihrer Mutter geht es nicht gut, aber sie ist nun versorgt. Delaila weint viel. »Macht euch keine Sorgen«, beruhigt sie uns alle. »Alles ist gut für mich gerade. Ich bin einfach traurig darüber, dass meine Mutter in absehbarer Zeit sterben kann, und gleichzeitig habe ich das Gefühl, dass ihre Liebe für mich ewig bleiben wird. Das ist traurig und wunderschön zugleich.«

Elle hat alle begleitet und sitzt jetzt viel bei Rich, ihrem »Vater und ihrer Mutter zugleich«, wie sie sagt. Rich sieht richtig verliebt aus. Bei Elle ist es schwierig zu sagen, was in ihr vorgeht. Kann sie sich verlieben? Sie hält jedenfalls oft seine Hand – gut, er hält auch ihre, aber es sieht für mich so aus, als ob sie die Aktive ist.

»Die Ahnenreihe«, berichtet Kofi, »habe ich schnell aufgegeben, weil es so viel Verlust und Schrecken in meiner Familie gab, auch in meiner Kindheit. Ich wollte diesen Schmerz nicht noch mal erleben. Darum fand ich die Fokussierung auf den Aspekt der Liebe unglaublich schön. Und ich fühlte mich sehr wohl mit der Kriya.

Da das Mandala für mich sehr schwierig war, war die Meditation immer eine Wohltat: Fokus auf mich heute richten und mir selbst Zeit und Liebe schenken.«

»Keine leichte Aufgabe«, findet Estrella. »Die Kreise habe ich gemalt, aber es ist sehr herausfordernd, sie überhaupt zu füllen, und schwierig. Es hat mir gezeigt, wie wenig Raum die Liebe in meinem Leben hatte. Deshalb tue ich mich schwer damit, etwas zu schreiben …« Sie schluckt – sie hat sehr viel Ablehnung erlebt.

Othello und Jagan sind jetzt immer häufiger zusammen unterwegs. Sie reden sehr viel, und sie wirken sehr innig. Aber sie berühren sich nicht, jedenfalls nicht, soweit ich das beurteilen kann.

Ute kommt erst an einem der letzten Tage zu mir. Sie wirkt ruhig und klar. »Dieser Prozess«, erklärt sie mir, »brauchte bei mir viel Zeit. Ich konnte mich zuerst darauf nicht einlassen. Ich begann, meine Zettel mit den Kreisen zu malen, für jedes Jahrzehnt ein Blatt. Schon beim Benennen der Zeitabschnitte wurde mir die Länge und Vielfalt meines Lebens und meiner Liebeserfahrungen bewusst. Ich praktizierte dann die Meditation vorneweg; nur damit fühlte ich mich bereit, in die Erinnerungen einzutauchen.

Ich schloss meine Augen und sah mich sofort als Säugling im Arm meiner Mutter. Voller Vertrauen schmiegte ich mich an sie – ich spürte ihre Liebe und ihre Freude über meine Geburt. Am liebsten wäre ich ewig in diesem Bild geblieben. Dann erschienen weitere Bilder, Situationen, Gefühle und Emotionen. Ich spürte, dass es auch Liebe von ihr brauchte, um mich vertrauensvoll loszulassen, damit ich erste Schritte allein gehen konnte. Es hat mich sehr bewegt zu erkennen, wie unterschiedlich sich Liebe zeigt. Ich habe so geheult, aber nicht, weil ich so traurig war, sondern so berührt. In dieses Gefühl konnte ich mich fallen lassen und in dem Gefühl baden, geliebt zu sein.

In all den Lebensjahren, auf die ich meditierte, kamen unterschiedliche Menschen und Erfahrungen dazu, schöne und unschöne. Dieser Prozess, der wie ein Rückblick auf mein langes Leben war, hat mich sehr herausgefordert. Die Erinnerungen an Phasen, in denen ich keine Liebe spüren konnte oder in denen ich mich selbst verschlossen habe, zuzulassen und mich nicht in Schuldgefühlen, Vorwürfen und Emotionen zu verlieren, ist mir nur gelungen, weil ich immer wieder auf die Meditation zurückgegriffen habe. Jetzt bin ich voller Erinnerungen und Erfahrungen der Liebe. Bunt, lebendig und so unterschiedlich in ihrem Ausdruck zeigt sich die Liebe, das ist verrückt. Es hat sich gelohnt, mich tief einzulassen, mir die Zeit zu nehmen und meine Mandalas Stück für Stück zu füllen. Das wird mich weiter begleiten, denn sicher wird mir immer wieder noch etwas einfallen. Ich fühle mich willkommen, genährt, sortiert.«

Utes Erzählungen berühren mich tief.

Ich meditiere an den letzten Abenden dieser Etappe mit allen zusammen, jetzt, wo alle wieder dabei sind. Hierfür bitte ich jedes Mal diejenigen, die sich gerade sehr männlich fühlen, rechts von mir zu sitzen, diejenigen, die sich sehr weiblich erleben, links, und all jene, die sich heute als androgyn wahrnehmen, in der Mitte. So sitzen wir jeden Abend in einer anderen Ordnung zusammen. Wir legen dann einfach beide Hände auf unser Herz und atmen eine Weile bewusst ins Herz hinein.

Estrella ist so begeistert, dass sie nach der Meditation aufspringt, alle abküsst, ihr Handy und ihren Speaker einschaltet und uns alle bittet, mit ihr gemeinsam ausgelassen zu tanzen.

Wer könnte dazu Nein sagen?

Hrit

Zauber-Chakra
– am vorderen Scheitelpunkt –

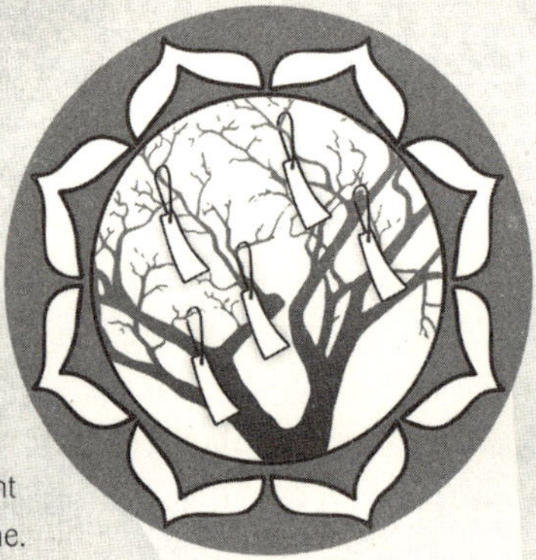

Hrit

Das Herz spricht
Trommelsprache.
Die Liebe hört es,
aber sie ist zu laut,
um damit zu zaubern.

Leg dich hin
und leg deine
sprachlosen Füße
auf den Altar,
ohne zu beten.

Am Juwelenstrand
liegt noch ein Päckchen.
Lass es liegen
unter dem Zauberbaum.

Hebe jetzt deine Füße.
Du darfst mit den Göttern tanzen –
im Schulterstand.
Spüre den Schlüssel
zum guten Weg.
Dankbarkeit macht klick,
und eine Tür geht auf.

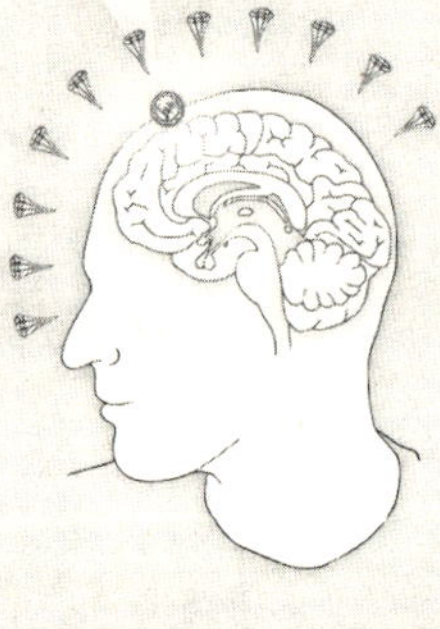

6.
Hrit-Chakra: das Zauber-Chakra

Wir setzen unsere Reise fort. Die neue Bestimmung ist das Hrit-Chakra, ein kleines Chakra am vorderen Scheitelpunkt. Ich bin voller Vorfreude auf den Zauber von Hrit und seinem wunscherfüllenden Baum Kalpavriksha. Die Idee von einem Wunschbaum kennen wir aus vielen Traditionen. Im Buddhismus, im Hinduismus und in anderen Religionen heißt es, er habe magische Kräfte; man nennt ihn auch den göttlichen Baum.

Im Zusammenhang mit diesem Baum Kalpavriksha werden wir auf dieser Etappe die Arbeit mit den »San-Kalpas« näher kennenlernen. Hierbei spielt unser Herz eine wichtige Rolle. Das Herz hat ein elektromagnetisches Feld, das stärker ist als das des Gehirns. Es ist im Umkreis von drei Metern um den Körper herum messbar: Wir strahlen aus und ziehen an.

Im Herzen gibt es ungefähr 40 000 Nervenzellen – sie arbeiten wie ein eigenes Gehirn. Zwischen Herz und Hirn laufen die Informationen über zwei Wege: von Hirn zu Herz, aber auch von Herz zu Hirn, nicht, wie lange vermutet, nur von Hirn zu Herz. Unser Ziel ist, dass Gehirn und Herz harmonisch zusammenarbeiten.

Und in diesem Zustand können wir tatsächlich zaubern, magische Dinge anziehen und ausstrahlen. Wir können Wohlstand erschaffen und in manchen Fällen sogar Spontanheilungen herbeiführen.

Die Meditation für das Hrit-Chakra trägt den Namen Lotus-Kriya. Der Lotus ist eine Wasserpflanze mit einer großen Blüten- und Farbenpracht. Er besitzt die Fähigkeit, Schmutz und Feuchtigkeit scheinbar magisch von sich abperlen zu lassen, weshalb er in vielen Kulturen der Welt als ein Symbol der Reinheit und der Weisheit gilt. Seine Blüte wächst auf einem schlanken Pflanzenstiel unversehrt aus verschmutzten Gewässern und Schlamm an die Oberfläche und erblüht im Licht. Er ist also ein Symbol für unsere Reise vom Dunkel ins Licht: GU-RU.

Hrit-Link-Übungen

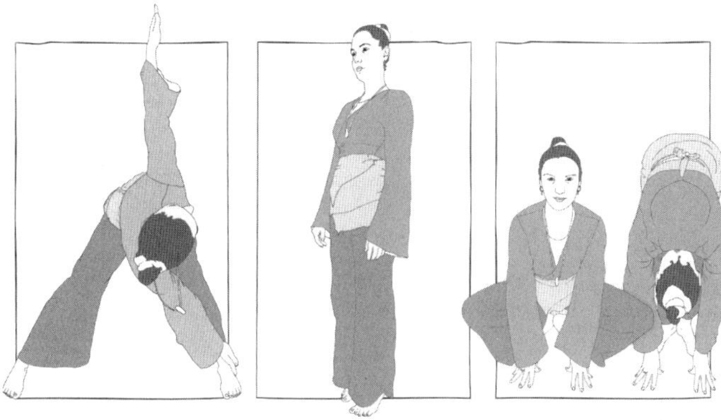

Windmühle
Wirkt unterstützend auf das Verdauungssystem.

Stehende Wippe
Erlebe Lebendigkeit durch den Feueratem und Kraft in der Wadenmuskulatur.

Frösche
Die Bewegung wirkt stärkend auf die Beine, das Herz und die sexuelle Vitalität.

Lotus-Kriya – aus der Dunkelheit ins Licht

Die Lotus-Kriya bedient sich der Kraft der Urklänge SA TA NA MA und des darin enthaltenen schöpferischen Potenzials. Mithilfe dieser Kriya kannst du dich wie der Lotus aus der Dunkelheit ins Licht erheben. Die Silben bedeuten: SA (Unendlichkeit, Geburt), TA (endliches Leben), NA (Tod), MA (Wiedergeburt).

Haltung: Sitze in einfacher Haltung (siehe Seite 42 f.).

Mudra und Mantra: Bringe deine Hände vor dem Herzzentrum ins Lotus-Mudra: Die Handballen berühren sich, die Finger öffnen sich und formen eine Lotusblüte. Halte zu Beginn der Meditation und zwischen den einzelnen Wiederholungen auch Daumen und kleine Finger voneinander entfernt. Bringe die Fingerspitzen dann, während du das Mantra chantest, in folgendem Rhythmus zusammen:

Chante SA und bring die Spitzen von Daumen und kleinem Finger zusammen, bei TA zusätzlich die Spitzen der Ringfinger, bei NA die Spitzen der Mittelfinger und bei MA die Spitzen der Zeigefinger.

Wir chanten das Mantra zuerst 1 Minute in der menschlichen Sprache: hörbar. Dann 1 Minute in der Sprache der Liebenden: flüsternd. Im letzten Teil 2 Minuten in der Sprache Gottes: in Stille. Dann wieder 1 Minute flüsternd, 1 Minute mit Stimme.

Mentale Ausrichtung: Kalpavriksha stellt in dem Miniatur-Universum in unserem Kopf eine der bedeutendsten Strukturen dar: die Zirbeldrüse. Sie kann wie ein Schalter wirken, den wir betätigen müssen, um unser Bewusstsein zu öffnen und zu schärfen.

Während du das Mantra chantest und die Finger bewegst, lenke die Energie des Klangs durch das Hrit-Chakra in den Kopf hinein ein Stück abwärts und projiziere sie dann in horizontaler Linie aus dem Dritten Auge hinaus in die Unendlichkeit. Du kreierst so eine Verbindung zwischen Zirbeldrüse und Hypophyse. Verfahre auf diese Weise bei jeder einzelnen Silbe des Mantras, also 4-mal während einer Wiederholung von SA TA NA MA.

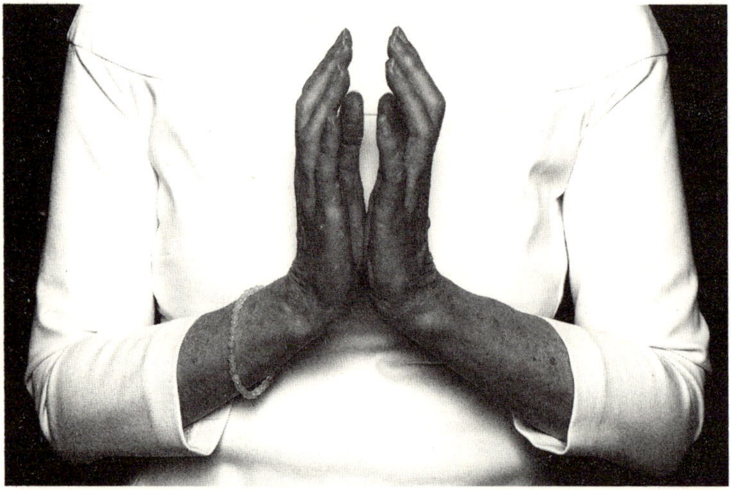

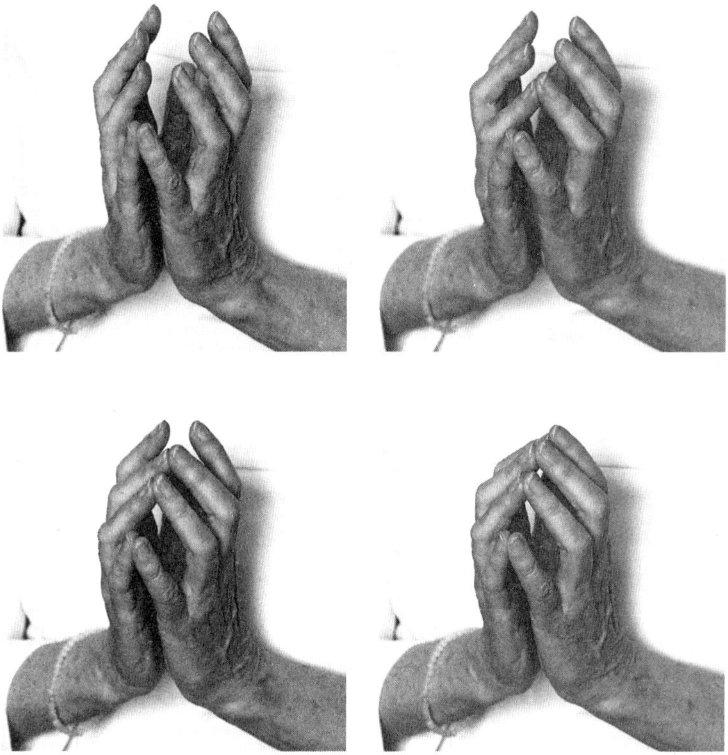

Zeit: Meditiere 11 bis 31 Minuten.

Ende: Atme tief ein. Halte den Atem, während die Energie in der Stille des Augenblicks nachschwingt. Atme sanft aus – entspanne die Haltung.

Verstärker: Optional schließe atmendes Mahabandh (siehe Seite 45 f.) direkt an die Kriya an.

Begib dich in Shavasana (siehe Seite 64 f.).

Traumreise

Du liegst in Shavasana und entspannst dich.

Wir lassen die Brücke und das Tal hinter uns, und vor uns liegt ein Wald. Du gehst in diesen Wald und staunst über seine Schönheit, es fühlt sich an wie im Paradies. Nach einer Weile kommst du an eine Lichtung, in deren Mitte ein uralter, riesiger Baum seine Äste und Zweige in alle Richtungen ausstreckt – dieser Baum zieht dich magisch an. Und du trittst ein in seine Sphäre, legst dich zu seinen Füßen nieder und versinkst in einen schlafähnlichen Zustand. Du beginnst zu träumen, zuerst träumst du einen Gedanken: *Nimm dich in Acht vor den Affen.* Im Traum siehst du, dass du jetzt umzingelt bist von kleinen, neugierigen Äffchen. Sie bringen dir Früchte und Nüsse und füttern dich. Aber du stellst dir vor, wie du dich gegen die Affen wehren kannst, weil sie dir vielleicht gefährlich werden könnten.

Dann bemerkst du, dass sich das Verhalten der Affen ändert, sie scheinen plötzlich Angst zu haben. Und in ihrer Verzweiflung kommen sie, um dich anzugreifen … Du wachst aus diesem Traum auf und bemerkst, dass du immer noch unter diesem wunderschönen Baum liegst und weit und breit keine Affen in Sicht sind. Dann hörst du eine Stimme in dir: *Überwinde dein Misstrauen. Du erschaffst dein Universum.*

Du dankst dem Baum für seine Lehre und kommst langsam wieder hier an.

***

Hrit-Nadi | Sankalpa: Du lernst zu manifestieren

In dem folgenden Prozess wirst du ein eigenes Sankalpa für dich entwickeln und mit ihm arbeiten. Bitte beachte, dass alle drei Teile A, B und C zusammen und in gleich großer Intensität durchgeführt werden sollten.

Teil A

Formuliere einen Wunsch, der vielleicht der Tiefe deiner Seele entspringt. Du kannst dir auch noch mal deine Liste aus dem ersten Kapitel anschauen, vielleicht findest du dort Anregungen.

Um dein Sankalpa zu kreieren, wähle eine einfache, eindeutige Sprache und ungefähr 6 bis 12 Worte – beschreibe damit den erwünschten Zustand, als wäre er bereits jetzt wahr. Achte darauf, dass der Satz keine Verneinungen enthält. Vielleicht kennst du die Aufforderung: »Denke nicht an einen rosafarbenen Elefanten!« Natürlich entsteht vor deinem inneren Auge sofort das Bild eines rosafarbenen Elefanten, du denkst an nichts anderes. Unser Gehirn schaltet das NICHT aus. Denke also an das, was du erreichen möchtest.

Falls es sich um einen sehr großen Wunsch handelt, kannst du ihn auch in kleinere Schritte einteilen, denen du dich nach und nach widmest. Sage beispielsweise anstelle von: »Ich bin zu hundert Prozent gesund« so etwas wie: »Ich begegne einer Heilerin. – Sie hat eine wirkungsvolle Therapie für mich. – Ich fühle mich besser. – Meine Werte sind gut. – Ich bin gesund.«

Jeder Satz, den du auf diese Weise bildest und einsetzt, ist ein Sankalpa. Um die Anziehungskraft des Sankalpa zu verstärken und das Ziel für dich spürbar zu machen, kannst du deinen Worten eine kleine Zeichnung oder eine Collage hinzufügen.

Teil B

Visualisiere im nächsten Schritt den erwünschten Zustand, als wäre er bereits in Erfüllung gegangen. Du kreierst dein persönliches Paralleluniversum. Wie fühlt sich das an? Begrüße jedes Gefühl, das in deinem Innern emporsteigt. Erfreue dich an ihm. Koste es aus. Lasse dich von ihm im Herzen berühren. Jedes Gefühl, das sich jetzt zeigt, kann ein sehr erhabenes sein. Beispiele dafür sind: Grenzenlosigkeit, Freude, Fülle, Hilfsbereitschaft, Fürsorge, Leidenschaft, Lebensfreude, Freiheit, Mut, Vitalität, Stärke, Wohlwollen, Liebe, Mitgefühl, Vergebung, Verständnis, Dankbarkeit, Weitsicht, Wachheit, Vertrauen ins Unbekannte, Intuition, Inspiration, Selbstlosigkeit, Verbundenheit, Göttlichkeit, Herzlichkeit …

Lasse dieses Gefühl sich in dir ausbreiten. Und schaue, wie deine Umgebung in deiner Vision darauf reagiert.

Teil C

Nun folgt die Meditation, in der du Kohärenz erzeugst, eine harmonische Resonanz deines Herzens mit Körper und Geist. In diesem Gleichklang schwingt die Kraft, die den erwünschten Zustand in dein Leben zieht.

- Sitze in einfacher Haltung (siehe Seite 42 f.). Entspanne Körper und Geist. Lege deine Hände auf dein Herz-Chakra, auf die Mitte deines Brustbeins.
- Lenke deine Aufmerksamkeit nach innen. Nimm dein Herz wahr, spüre sein Dasein und seinen Takt. Atme ruhig, lang und tief in dein Herz hinein. Wann immer ein Gedanke in dein Bewusstsein dringt, bringe die Aufmerksamkeit zurück in den Raum deines Herzens und zum Atem.
- Während du deinen Atem weiterhin ins Herz lenkst und die Aufmerksamkeit hältst, lasse das von dir gewählte erhabene Gefühl in dir aufsteigen.
- Spüre es in der Tiefe deines Herzens und beginne dann, diese Energie auszudehnen und über die Grenzen deines physischen Körpers hinaus auszustrahlen. Verbinde dieses Gefühl jetzt wieder mit deinem Sankalpa.

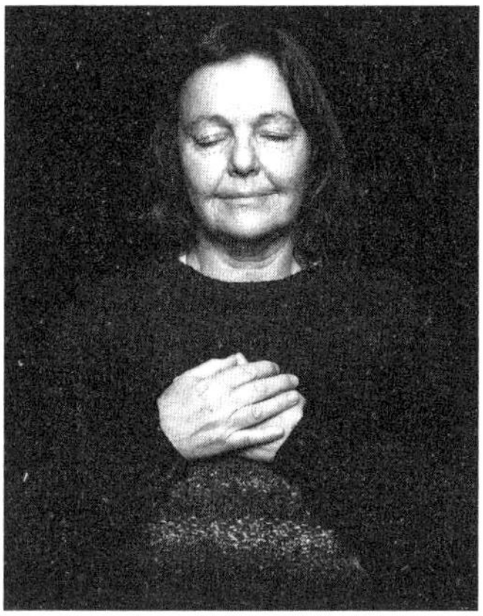

– Fülle den Raum um dich herum mit der Energie deines Herzens und der Energie deines Sankalpa an.

Beginne mit einer Übungszeit von 10 Minuten und erweitere die Dauer nach und nach, bis es dir leichtfällt, die erhabenen Gefühle in deinem Körper zu erzeugen, wahrzunehmen und zu halten.

Dann kannst du die Übung sogar während des alltäglichen Lebens und mit offenen Augen praktizieren. Vielleicht programmierst du auch ein Erinnerungssignal auf deinem Handy, das dich mehrmals täglich daran erinnert, die gewünschten Emotionen eine Weile zu kreieren.

***

Delaila kommt irgendwann ganz aufgeregt zu mir. »Das ist ganz verrückt«, sagt sie leise, aber bestimmt, »am Anfang dachte ich, mein Kopf platzt vor Anstrengung und ich würde es nicht schaffen. Aber nach einer Weile spürte ich bei der Lotus-Kriya eine unglaubliche Energie in meinen Fingerspitzen, von Minute zu Minute wurde sie immer kraftvoller. Die Energie breitete sich weiter aus, von den Fingern in die Hände, durch den Kopf und bald im ganzen Körper. Mein Kopf pochte, und ich dachte schon, nicht nur mein

Kopf, ich würde bald platzen! Das war eine großartige Vorbereitung für die Arbeit mit dem Sankalpa. Denn ich habe erlebt, dass ich viel mehr Kraft habe, als ich je gedacht hatte.«

Irgendwann spreche ich Jagan und Othello an. Ich sehe sie nur noch zusammen und möchte wissen, wie es ihnen geht. Sie meinen, dass diese Etappe eine kraftvolle Erfahrung zu zweit ist. »Während der Meditation«, sagt Othello, »fühlte ich, wie es ist, wenn das Sankalpa erfüllt ist. Eigentlich habe ich eine ganze Reihe von Sankalpas. Diese habe ich ausformuliert und zu Papier gebracht, was mir zusätzlich hilft, die Sankalpas zu halten. Die Formulierungen teilte ich mit Jagan. Wir können unsere nie ausgesprochenen Erwartungen, die wir in unserer Beziehung hatten, anschauen und verstehen alles jetzt viel besser.« Jagan lächelt und fügt hinzu: »Ich übe, die Sankalpas so auszusprechen, dass sie sich authentisch und selbstverständlich anfühlen. So kann ich das Sankalpa kraftvoll formulieren und dann auch seine Erfüllung spüren. Es bereitet so viel Freude, die Sankalpas schon wie real zu sehen und das Glück zu fühlen.«

Ich bin immer noch neugierig und schaue die beiden erwartungsvoll an, ohne etwas zu sagen. Plötzlich beginnen sie zu grinsen. »Satya Singh, gib's zu, du willst doch nur wissen, ob wir wieder ein Paar sind, stimmt's?«, ruft Othello und lacht schallend. Er hat eine tolle, volle, gut ausgebildete Stimme, die weit trägt. Ich fühle mich ertappt und zucke die Schultern. »Du hast recht, aber ich freue mich vor allem, dass ihr wieder gut miteinander klarkommt.« Ich versuche wirklich, meine Neugier zu bändigen. »Alles ist möglich«, wispert mir Jagan zu, als die beiden, immer noch lachend, weiterziehen.

Vir Kaur war in der ganzen Zeit erstaunlich ruhig und eher zurückhaltend, was sehr ungewöhnlich für sie ist. Ich denke, ich muss mich mal um sie kümmern. Ich finde sie, wie sie unter einem Baum sitzt und malt. »Hey, Satya Singh, schau mal. Ich bin so stolz! Ich male jetzt jeden Tag. Das wird vielleicht eine Bildersammlung von uns und unserem wundervollen Ort hier, vielleicht ergeben sich damit Ausstellungsmöglichkeiten! Ich weiß jetzt, dass ich zwar sehr gerne Yoga unterrichte, aber meine Kunst nicht einfach aufgeben darf. Ich muss mich zeigen in der Welt und tun, was ich liebe! Ich habe schon viele Hefte voll!« Sie ist so begeistert, dass ich nicht weiter nachfrage, wie es ihr mit den Übungen und Meditationen geht.

Andreas hat festgestellt, dass er ein eigenes Buch schreiben will, gefüllt mit spirituellen Aussagen von Schriftstellern. Und Delaila hat begonnen, immer mehr zu singen. Sie trainiert ihre Stimme und singt jeden Tag ein anderes Lied. Sie sucht noch ihren Stil und die Musik, die sie am meisten liebt. Wir haben hier eine wunderbare Zusammenstellung von Künstlerinnen und Künstlern, das begeistert mich sehr.

Kofi ist auch voller Energie. Er nimmt gerade Kontakt auf mit verschiedenen Hilfsorganisationen, und er beginnt, Gelder für eigene Projekte in Afrika zu beantragen.

Um Rich und um Elle mache ich mir etwas Sorgen. In einem Gespräch hat Rich mir mitgeteilt, dass er eigentlich nur einen Wunsch hat: Er träumt von einer Hochzeit mit Elle. Elle hingegen träumt vom Kinderkriegen. Ich weiß nicht, was ich ihnen sagen kann. Soll ich sie in diesen Träumen unterstützen, die aus meiner Sicht vollkommen verrückt sind?

Was tun wir generell, wenn unsere Anliegen unrealistisch sind? Meiner Erfahrung nach werden wir eine entsprechende Antwort bekommen, und wir erkennen es selbst.

Wichtig ist bei alledem, dass unsere Wünsche nicht gegen andere gerichtet sind, dass sie keine Grenze von anderen überschreiten und nicht auf Kosten von anderen erfüllt werden.

Nirvana-Chakra

Windstille
– am mittleren Scheitelpunkt –

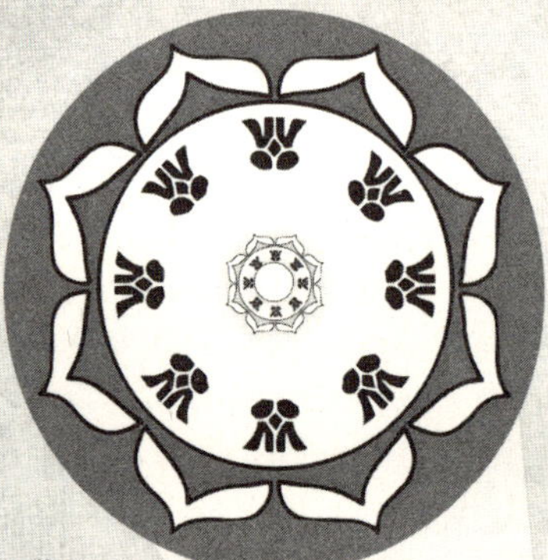

Kundalini - Verwandlungen

Schlafend in
wohlriechender Erde,
weckt mich mein tiefrotes Feuer:
Geh sofort zum Herzen!

Wasserschmeckend atme ich in den zinnoberroten Sonnenuntergang, bis mein Drittes Auge mich verwandelt in den weißen nektargefüllten Mond.

Ich verstehe, dass ich Nirvani-Kundalini bin:
das weibliche Bewusstsein,
das über Träumen, Wachsein
und Schlafen hinausgeht.

Sankalpas

- Ich mache einen Riesenschritt.
- Ich erhebe alles in meiner Umgebung.
- Meine Perspektive ist neutral.
- Ich unterstütze alles Ausgleichende.

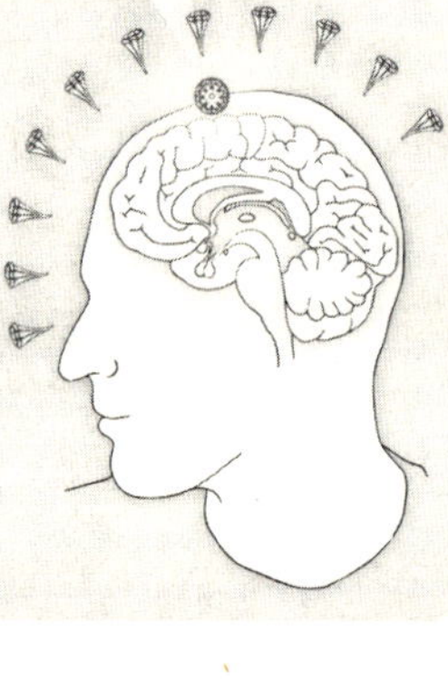

7.
Nirvana-Chakra: Windstille

Wir lassen den Zauber von Hrit hinter uns, treten ein in den Raum unserer nächsten Bestimmung, in den Raum des Nirvana-Chakra.

Dieser Übergang ist schwer. Plötzlich entstehen Konflikte um mich herum. Ute möchte nach Hause, sie vermisst ihre Kinder und Enkel, sie findet, dass es jetzt reicht. Ich bitte sie um ein wenig Geduld. Kofi wird auch unruhig, er möchte seine Ideen und Pläne umsetzen. Jagan und Vir Kaur streiten sich, keiner weiß genau, worüber. Andreas trägt einen Konflikt mit Othello aus, der keine Zeit mehr für ihn hat, weil er ständig was mit Jagan unternimmt. Estrella ist unglücklich darüber, dass unsere Reise irgendwann zu Ende sein wird und sie wieder in die normale Welt hinausmuss. Delaila kriegt es mit der Angst zu tun – wie soll sie jemals vom Singen leben können? Und Rich und Elle haben anscheinend gerade eine Funkpause – sie ist immer alleine unterwegs, sich blind langsam vorwärts tastend, seine Hilfe ablehnend. Und er scheint beleidigt zu sein.

Mir wird bewusst, dass die plötzlichen und unerwarteten Konflikte irgendwann kommen mussten. Wir sind schon so lange hier zusammen, da ist es ein Wunder, dass bisher alles recht reibungslos lief. Aber vielleicht ist es auch die Energie des Nirvana-Chakra, und vielleicht haben die Konflikte etwas mit unserem Karma zu tun. Denn es ist die Herausforderung dieser Etappe, karmische Verstrickungen aufzulösen.

Othello findet, es sei meine Aufgabe, jetzt etwas zu unternehmen, um unseren Freundinnen und Freunden zu helfen, und gleichzeitig soll ich in der Krise die Wirksamkeit der Seelenreise demonstrieren.

Es gibt einen Weg durch jede Blockade, denke ich. Und wir beginnen wie immer mit den Link-Übungen.

Nirvana-Link-Übungen

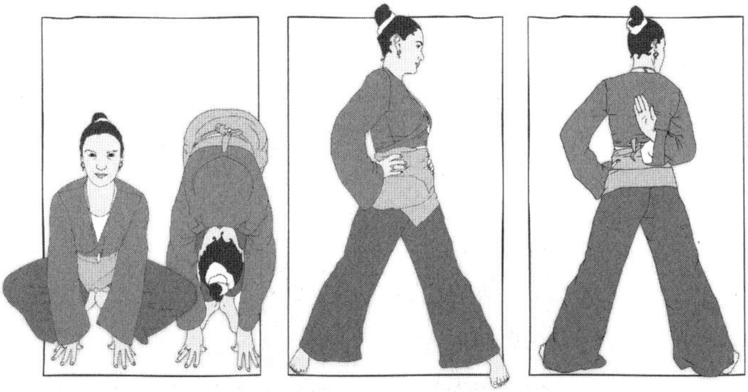

Frösche
Die Bewegung wirkt stärkend auf die Beine, das Herz und die sexuelle Vitalität.

Hüftdreher
Öffne die Augen und betrachte die Welt als deine Aura.

Herzöffner
Weite dein Herz, vertiefe den Atem und erfahre Entlastung im Ischiasnerv.

Karma-Kriya – Freiheit

Im Kundalini Yoga nutzen wir für den Fall von Konflikten das Khechari-Mudra, das allen aus dem Lalana-Chakra, unserer ersten Reise-Etappe, bekannt ist und uns auch jetzt eine wichtige Hilfe leisten wird.

Die Karma-Kriya soll dich von den Fesseln der Vergangenheit befreien, von karmischen Verstrickungen, sodass du voller Liebe und gleichzeitig mit einer gewissen Distanz und Neutralität gegenüber den Strömungen des Lebens daraus hervorgehst.

Durch den Einsatz des Khechari-Mudra stimulierst du deine Nadis im Schädel sowie die Energiekanäle im Körper, vor allem Ida und Pingala und den Zentralkanal Sushumna, den sogenannten Nullmeridian, wodurch Hitze erzeugt und negatives Karma verbrannt werden soll.

Haltung: Sitze aufrecht in einfacher Haltung (siehe Seite 42 f.). Die Hände ruhen entspannt auf den Knien.

Khechari-Mudra: Drehe deine Zungenspitze nach hinten oben, in Richtung Rachen.

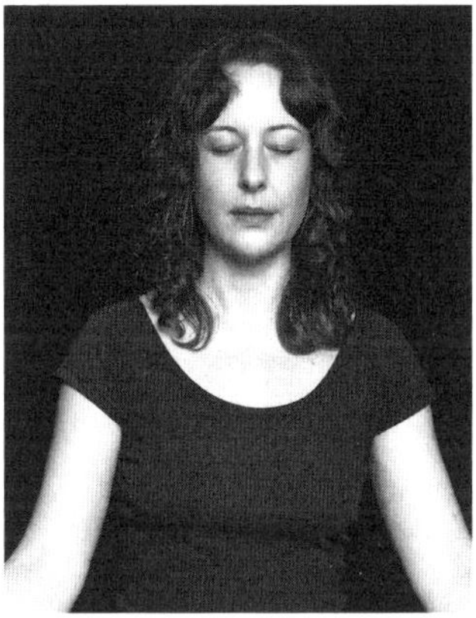

Mantra: Chante nun monoton und leise, ganz für dich, das Mantra HAR HAR GOBINDE. Ich übersetze es in diesem Zusammenhang folgendermaßen: HAR räumt alles auf, GOBINDE ist Gottes unterstützende Kraft. Die Zunge bleibt im hinteren Rachen, auch beim R, es ist nur ein sanftes, kein gerolltes R.

Augen: Die Augen sind geschlossen, fokussiere das Nirvana-Chakra.

Zeit: Meditiere auf diese Weise für zunächst 3 Minuten, verlängere die Dauer auf bis zu 11, 21 und 31 Minuten, wenn du magst.

Dann lege dich in Shavasana (siehe Seite 64 f.) und entspanne.

Traumreise

Wir verlassen das Reich von Hrit und die Lichtung mit dem Baum und ziehen durch den Wald, hin zum Nirvana-Chakra. Die Unterschiede sind minimal, aber dennoch spürbar: Die Luft umweht uns kühler, es fehlt der Schutz der großen Bäume. Du gehst weiter. Plötzlich entdeckst du ein altes Kuscheltier, das in den Büschen liegt. Du schaust es an, es kommt dir irgendwie vertraut vor, und du erkennst, dass es einmal dein Kuscheltier war. Du sammelst es auf und steckst es in deine große Tasche, die du – klein zusammengefaltet – dabeihast. Du hüpfst über die Wiese und findest ein Spielzeug. Stammt das auch von dir? Du erinnerst dich verschwommen an die Zeit, in der du damit gespielt hast. Eine Weile betrachtest du es und legst es dann zum Kuscheltier in die Tasche.
Auf einer Wiese, an der du nun vorbeikommst, siehst du noch mehr Dinge aus deiner Kindheit. Gehe hin und schaue nach – was liegt da herum, das ein Erinnerungsstück aus deiner Kindheit und Jugend oder auch aus einer späteren Zeit sein könnte? Du sammelst alles ein, und es passt alles in deine Tasche.

Nach einer Weile beschließt du, all diese Relikte aus alter Zeit zu verbrennen, um Platz für Neues zu schaffen. Du nutzt dafür die nächste Lichtung und sammelst ein paar Steine ein, um einen Kreis zu bauen. Darin stapelst du nun alle Sachen aus deiner Vergangenheit. Du findest eine Schachtel Streichhölzer und zündest alles an. Du schaust zu, wie die Dinge dahinschmelzen, sich auflösen, und du fühlst dich wie bei einer großen Aufräumaktion. Vielleicht bist du ein wenig traurig, das Alte loszulassen – aber es lohnt sich. In deinem Geist kannst du alles neu erschaffen, wenn du es brauchst.

Dann komm langsam hierher zurück.

Nirvana-Nadi | Retro-Sankalpa: Trigger auflösen

Wie funktioniert unser Geist? Er fängt irgendwo einen Gedanken oder ein Bild von innen oder außen auf, verstrickt sich darin und zieht dann Energie an, um dazu passende weitere Gedankenströme und die entsprechenden Emotionen zu füttern.

Dieser Prozess kann sehr erschöpfend sein, besonders wenn er mit einer Emotion wie beispielsweise Ärger, Wut, Hass oder Angst verbunden ist. Und wenn der Geist sich in längst vergangene Situationen verbeißt, in denen wir Übergriffe, Verletzungen, Entmutigungen oder traumatische Situationen erfahren haben, dann produziert er einen wiederkehrenden Kreislauf von Gedanken und Emotionen. Der Geist hält so – ohne dass wir es unbedingt wollen – die Ereignisse lebendig, und mit ihnen bleibt der Schmerz in uns. Das kostet wertvolle Lebensenergie, die dann woanders fehlt.

Auf dieselbe Weise wirkt der Geist, wenn es nicht ein Außenstehender war, der uns Schmerz zugefügt hat, sondern wir selbst es sind, die uns innerlich kritisieren oder anzweifeln und unsere Vorhaben auf diese Weise selbst boykottieren. Allerdings entsteht Selbstboykott fast immer durch eine äußere Einwirkung. Ein für uns wichtiger Mensch hat etwas zu uns gesagt, beispielsweise, dass wir nicht gut genug sind. Und das übernehmen wir dann, es wird ein Glaubenssatz. Ein Sankalpa kann also noch so wunderbar sein, aber wenn uns etwas Altes im Weg steht, wird es uns einholen.

In dem nun folgenden Prozess bekommst du die Gelegenheit, schmerzhafte Erinnerungen für immer zu verwandeln und Trigger aufzulösen. Du gebrauchst dafür ein sogenanntes Retro-Sankalpa. Diese Arbeit funktioniert wie ein Sieb, durch das du deine Vergangenheit rinnen lässt und das Dunkle vom Lichtvollen trennst. Du hast mit deinem Liebes-Mandala begonnen, um aus deinem Leben herauszufiltern, was dir Kraft gibt und dich stark, mutig und zuversichtlich in die Zukunft blicken lässt. Wenn du jetzt mit einem anderen Fokus auf deine Vergangenheit blickst, dann filterst du die lieblosen, verletzenden Erfahrungen heraus.

Das Vergangene ist geschehen und hat dich geprägt. Du kannst und musst die Vergangenheit nicht ändern. Das ist nicht notwendig, denn die Vergangenheit ist vergangen – sie existiert hier und jetzt nicht mehr. Du akzeptierst, dass Schmerzhaftes in deinem Leben war, ist und sein wird. Du erkennst aber auch, dass es dich etwas lehren kann.

Nun schließt du einen Pakt mit dir selbst. Du kannst und du wirst deine Erinnerungen, so wie sie in deinem Körper und deinem Geist gespeichert sind, in kraftvolle, positive Saatmomente verwandeln: Du säst etwas Neues, und damit kreierst du deine Zukunft. Du holst dir die Kontrolle über das Erlebte und dein Leben zurück. Du gehst vom Auslöser zur Auflösung.

Teil A

Fertige eine Liste von Ereignissen an, die dein Leben scheinbar negativ beeinflusst haben. Das können abwertende Bemerkungen sein, Enttäuschungen oder schmerzhafte Erfahrungen, die dir in der Vergangenheit von Eltern, Lehrkräften, Freund*innen, Partner*innen, oder anderen Personen zugefügt wurden und dir das Gefühl gegeben haben, ungenügend oder falsch zu sein. Du kannst hierbei auch dein inneres Kind um Unterstützung bitten. Möglicherweise findest du dann sogenannte Trigger, das sind Situationen oder Verhaltensweisen von anderen, die dasselbe Gefühl immer wieder in dir auslösen. Notiere so viele Ereignisse wie möglich.

Teil B

Wähle aus der Liste zunächst ein Erlebnis oder auch mehrere aus, die ein ähnliches Muster aufweisen.

Teil C

Formuliere jetzt ein sogenanntes Retro-Sankalpa, das in seiner Form dem Sankalpa gleicht. Gehe dabei folgendermaßen vor:

Lege zuerst fest, welche Situation du untersuchen möchtest. Auf diese Reise in die Vergangenheit kannst du dein inneres Kind mitnehmen.

1. Was hättest du in der Situation gebraucht oder dir gewünscht?
2. Reise noch weiter zurück, bis du das erste Ereignis ausfindig gemacht hast, bei dem so etwas passiert ist.
3. Ändere jetzt, mit dem heutigen zeitlichen Abstand, dein Gefühl, das diese Situation in dir ausgelöst hat, indem du folgendermaßen vorgehst:
   - Untersuche, warum die andere Person so gehandelt hat, und erkenne dadurch, dass es vielleicht gar nichts mit dir zu tun hatte. Es geht hierbei nicht darum, den anderen zu entschuldigen.
   - Verändere dann deine Reaktion oder dein Handeln: Wie hättest du gerne reagiert, aus deiner heutigen Sicht? Sprich aus, was damals vielleicht nicht ausgesprochen wurde. Sage es klar und deutlich und voller Selbstvertrauen. Wenn du wütend bist, sprich es aus. Auf diese Weise veränderst du deinen inneren Dialog. Du veränderst die Gefühle, die die Erinnerung an die damalige Situation begleiten. Du gewinnst Vertrauen, Kraft und Selbstwertgefühl zurück. Und du spürst: Ich bin richtig, so wie ich bin.
4. Welche Gedanken und Gefühle tauchen jetzt in dir auf? Schaue noch mal auf unsere Sammlung von erhabenen Gefühlen aus der vergangenen Etappe auf Seite 145. Fühlst du Wertschätzung, Selbstliebe, Mut, Stärke, Klarheit, gesunden Abstand? Aus diesen Funken formuliere jetzt ein Sankalpa, das wie ein Saatkorn in die Zukunft wirken kann. Das kann auch das ganz einfache, aber kraftvolle Sankalpa »Ich bin« sein. Oder »Ich bin stark«, »Ich gewinne Abstand«, »Ich bin selbstbewusst«, »Ich bin gut«.

Teil D

Lasse jetzt dieses erhabene Gefühl in dir aufsteigen, so als hätte sich der zukunftsweisende Gedanke bereits in deinem Leben manifestiert.

Visualisiere, wie du heute reagieren würdest. Meditiere und vergib dir. Nähre dein Sankalpa, indem du es immer wieder ausprichst, für dich aufschreibst, es dir vorliest und es als eine Absichtserklärung an dich selbst ins Universum projizierst. Dein Retro-Sankalpa, zusammen mit allen Empfindungen, die es auslöst, flutet deinen Körper und deinen Geist und lässt die neue Version der Erinnerung zu einem Teil deiner Biografie werden, zu einer im Inneren erlebten Wirklichkeit. Mache es dir zur Gewohnheit, tief einzutauchen in diese Realität, die du selbst erschaffen hast. Und dann lebe danach.

***

Obwohl alle das Khechari-Mudra schon kennen, ist es für einige nach wie vor ungewohnt und befremdlich. Ich weise darauf hin, dass man sich möglichst entspannen soll, den Kiefer, den Nacken, denn einige beschreiben eine unangenehme Dehnung an der Zungenunterseite oder an der Zungenoberseite ein Brennen beim Einrollen, was durch den Biss der Backenzähne entstehen kann. Entspanne dich dann noch mehr. Manche hatten Schwierigkeiten, die Zunge lange in dieser Position zu halten, oder viel Speichel oder das ständige Bedürfnis zu schlucken. Und viele mussten sich an den seltsamen Klang des Mantras durch die Zungenposition gewöhnen.

In den folgenden Tagen findet zunehmend Gewöhnung statt. Sie erleben jetzt angenehme Dinge durch den ungewohnten Klang beim Chanten, beispielsweise eine angenehme Vibration im Bereich des Halses und des Kopfes, manche beschreiben beim Nachspüren das Bild einer Art Massage des Gehirns.

»Durch die nach innen gerollte Zungenspitze«, so Vir Kaur, »fühlt es sich an, wie eingerollt in mir selbst zu sein, Sinne zurückgezogen, ganz in mir, der Schädel schwingt und vibriert nach außen hin.«

Dieses Mudra ist so kostbar, dass es gut zu sein scheint, es zu wiederholen, bis alle damit zufrieden sind und es sich vertraut anfühlt. Ich erinnere alle daran, den Nacken lang zu ziehen und die Wirbelsäule aufzurichten.

Ansonsten sind alle sehr mit sich und ihren Erinnerungen beschäftigt.

Stellvertretend für alle, die Ähnliches erlebt haben, beschreibt Vir Kaur ihre Reise: »Das bewusste Erinnern an verletzende Ereignisse hat mich traurig gemacht, und ich fühlte erst einmal eine Sperre gegen diese Aufgabe. Aber ich bin weitergegangen und konnte eine stetig wachsende Liste erstellen. Dieser Anfang hat mich am meisten Zeit, Kraft und Energie gekostet. Ich hatte stets meine Liebes-Mandalas danebenliegen, um mich an das Gute zu erinnern.

Es war dann aber ziemlich leicht, einen sich wiederholenden Kern herauszufiltern: Immer wieder habe ich mich ungeliebt gefühlt. Meine Eltern und Lehrer haben ihre Liebe häufig an Bedingungen wie brav oder gehorsam zu sein oder an gute Leistungen geknüpft. Zudem wurde mir bei vielen Gelegenheiten vorgehalten, ein Schreikind gewesen zu sein, das keinerlei Grund hatte zu weinen. Was mir fehlte, war liebevolle Zuwendung und Unterstützung.

Nachdem ich mir mehrere solcher Situationen erstaunlich deutlich ins Gedächtnis rufen konnte, habe ich daraus mein Retro-Sankalpa formuliert: Ich werde geliebt. Ich hatte verschiedene kurze Sätze formuliert, aber dieser fühlte sich sofort richtig an – gleich im ersten Moment habe ich eine große Erleichterung gespürt. Als ich dann mein Retro-Sankalpa wiederholt und gefühlt habe, wuchs diese Erleichterung so sehr an, dass mir Tränen kamen, Tränen des Glücks und der Erlösung. Das war ganz wunderbar.

Nach wenigen Tagen rückte ein neuer Aspekt in den Vordergrund – der war vorher auch da, aber zunächst eher im Hintergrund. Ich erkannte plötzlich: Dadurch, dass ich mich nicht wirklich geliebt gefühlt habe, bin ich irgendwie schnell mutlos gewesen. Mir fehlte wohl die liebevolle Unterstützung, um im Leben auch mal etwas zu wagen, zu experimentieren, ein Abenteuer einzugehen und überhaupt an mich zu glauben. Ich fand oft keine lang genug anhaltende Kraft, meine Ideen umzusetzen, weil ich dachte, sie seien nicht gut genug. Das ist bis heute ein Hindernis in meinem Leben als Künstlerin. Ab jetzt gebe ich mir jede Unterstützung, die ich brauche, egal, worum es geht. Das habe ich mir und meinem inneren Kind versprochen.«

Delaila erzählt uns noch eine Geschichte zu einem für sie sehr heiklen Thema, denn es hat mit ihrer kranken Mutter zu tun. »Ich war 13 Jahre alt, und ein Freund aus der Schule besuchte mich, ich sollte ihm etwas erklären. Wir waren allein im Wohnzimmer und hörten gerade Musik, als meine Mutter nach Hause kam. Sie, die sonst immer sehr lieb und überfreundlich zu allen ist, fragte mich in einem unangenehmen, scharfen Ton, wie ich denn dazu käme, einen jungen Mann mit nach Hause zu bringen.

Ich war entsetzt und sprachlos, fühlte mich klein, hilflos, traurig, ängstlich und wütend, alles zugleich. Sie wandte sich meinem Freund zu und machte ihm unmissverständlich klar, dass es sich nicht gehöre, mit mir allein im Haus zu sein. Alles in einem scharfen Ton, als hätten wir ein Verbrechen begangen. Ich fühlte mich ungerecht behandelt, da wir nichts Unrechtes getan hatten. Zurückgeblieben ist aber auch ein Schuldgefühl meiner Mutter gegenüber.

Meine Empfindungen konnte ich tatsächlich umwandeln, indem ich mir vorstellte, was ich lieber getan hätte: Ich bin aufgestanden und habe ihr in besonnenem Ton die Situation erklärt, mehrmals, bis sie ruhig wurde. Dabei spürte ich zunehmend Kraft, aber auch Genugtuung, Erhabenheit, Selbstvertrauen und Mut. Jetzt fühle ich mich viel stärker, diese Situation hat keine Macht mehr über mich. Mein Umgang mit meiner Mutter ist für mich viel leichter geworden – ich erlaube mir jetzt, nicht mehr täglich mit ihr zu telefonieren und klarer zu sein in dem, was ich brauche.«

Und genau das ist es, worum es geht: alten vergangenen Geschichten keine Macht mehr über uns zu geben; davon frei zu werden.

Um dann dem Ruf der Seele zu folgen.

Sahasrara

Kronen-Chakra
– am hinteren Scheitelpunkt –

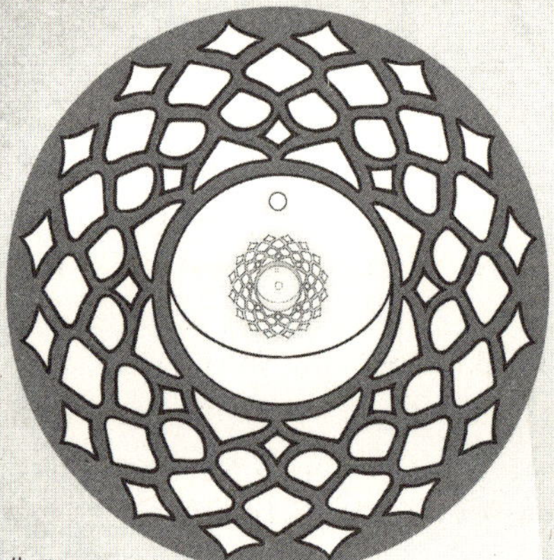

Sahasrara

Die alte Schildkröte,
die die Kundalini trägt,
klettert mit ihren Augenfalten
fest geschlossen
als Erste durch den Lichtsturm.

Auf ihrem Rücken
Shiva und Shakti,
vermählt und vermischt
zur größtmöglichen Einheit.

Behaartes Männerbein
und schlanker Frauenarm,
umschlungen durch sich
rasch bewegende Feuerblüten.

„Hier bleiben wir nicht“, sagt Shiva.
„Wir sind beinahe da“, sagt Shakti.

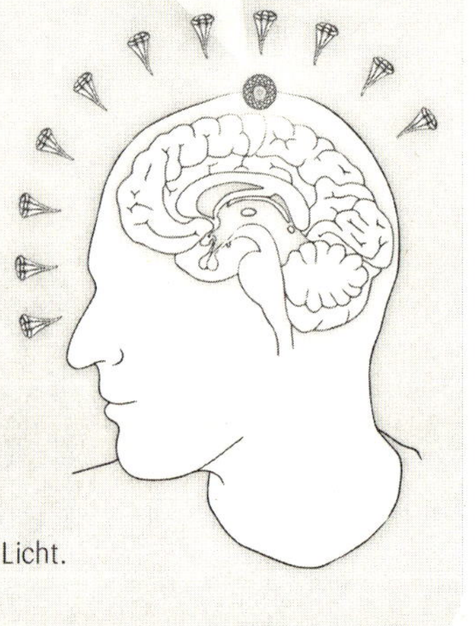

Sankalpa

- Ich esse, trinke und liebe das Licht.

8.
Sahasrara-Chakra: Heilung

Das Kronen-Chakra, Sahasrara, ist das siebte Haupt-Chakra und befindet sich am Scheitelpunkt des Kopfes. Wir verbinden damit ein Bild von tausend Lotusblütenblättern, und wer die Aura-Farben sieht, erkennt hier alle Regenbogenfarben. Das Zentrum dieses Chakras wird als eine Melange von Weiß-Gold-Lila beschrieben.

Das Kronen-Chakra steht für Spiritualität, Verbundenheit mit dem ätherischen Raum, dem Universum, dem Göttlichen. Wir wollen es öffnen und aktivieren, damit sich unser Bewusstsein ausdehnen kann. Der Mensch, dessen Kronen-Chakra erwacht ist, kann ein sanftes Licht ausstrahlen. Es strahlt sowohl nach außen als auch nach innen, so entsteht Raum für Heilung.

***

Wir beginnen mit den Link-Übungen, die allen Teilnehmenden längst sehr gut vertraut sind.

Das Gedicht des Lichts

Lass alle Spannung und alle Gedanken in dir los.
Spüre, wie du dich selbst hingibst. Lächle.

Die Gabe des Lächelns ist es, die so kostbar ist.
Der Empfänger ist in dir, und das, was du empfängst,
ist ebenfalls in dir.

Es ist göttlich und voller Glückseligkeit.
Bitte dein körperliches, mentales und spirituelles Selbst,
am Schöpfungsprozess in dir teilzunehmen.

Es gibt keinen Vermittler zwischen dir und deinem Schöpfer.

Sei ganz still, ruhig und friedlich.
Du bist sowohl endlich als auch Teil der Unendlichkeit.

Licht ist alles, was du warst, und Licht ist alles, was du bist.
Licht strahlt überall um dich herum.

Du bist Licht und du bist ein strahlendes Licht.
Du sendest Licht aus dir heraus, wie die Sonne,
die ihr Licht auf diese Erde projiziert.

Du bist eine unendliche Göttin, ein unendlicher Gott.

Strahle, leuchte und wachse.
Sogar unter deinen Füßen
wirst du durch das Licht emporgehoben.

In dieser ovalen Licht-Aura lebst du und wohnst du.

Auszug aus: Sing to Your Soul, Guru Rattana Kaur

Sahasrara-Link-Übungen

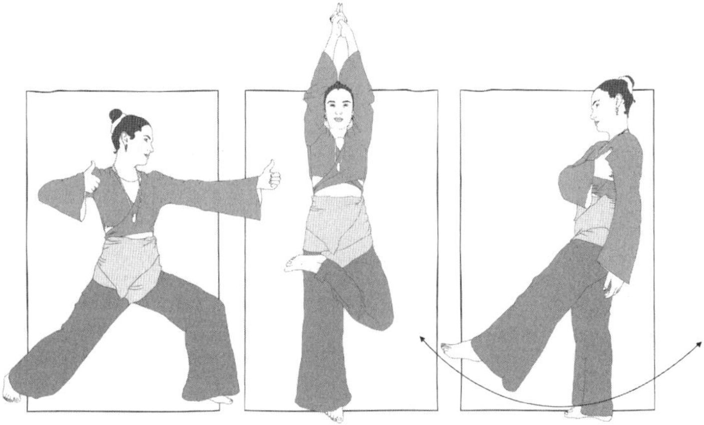

Bogenschütze
Schätz ein, wie weit du noch vom Ziel deiner Reise entfernt bist.
Notiere die Antwort.

Baum
Für Balance und Konzentrationsvermögen.

Pendel
Du gewinnst Klarheit im Geist und befreist dich aus karmischen Verstrickungen.

Licht-Kriya – Wahrnehmung

Für die folgende Licht-Kriya benötigst du eine Abschrift, ein Foto oder eine Kopie des Gedichts. Dann setze dich in die einfache Haltung (siehe Seite 42 f.), halte das Gedicht in Höhe deines Herzens und lies es dir selbst mit ruhiger Stimme vor. Die freie Hand ruht in Gyan-Mudra (siehe Seite 46) auf dem Knie. Im Anschluss lege das Skript zur Seite. Entspanne auch die jetzt frei gewordene Hand in Gyan-Mudra auf deinem Knie.

Meditation: Jetzt meditiere auf das Licht, von dem du gelesen hast. Das Licht ist kristallklar, und es umgibt dich als eine ovale Aura, in der dein Leben stattfindet. Dein Licht verbindet sich mit dem allerhöchsten Licht. Das ist die Verbindung, die wir Yoga nennen – das ist das Yoga des Lichts. Während der Meditation wird dein ganzer Körper danach streben, mit deinem Geist zusammenzuwirken. Nimm deine Haut als die Grenze zur Unendlichkeit wahr - nimm wahr, wie sie sich auf subtile Weise weiter und weiter ausdehnt und mit dem Universum verbindet. Nutze die Kraft deines Geistes, um dein wahres Selbst, das wahrhaft Göttliche in dir, zu erkennen und in Kontakt mit ihm zu treten.

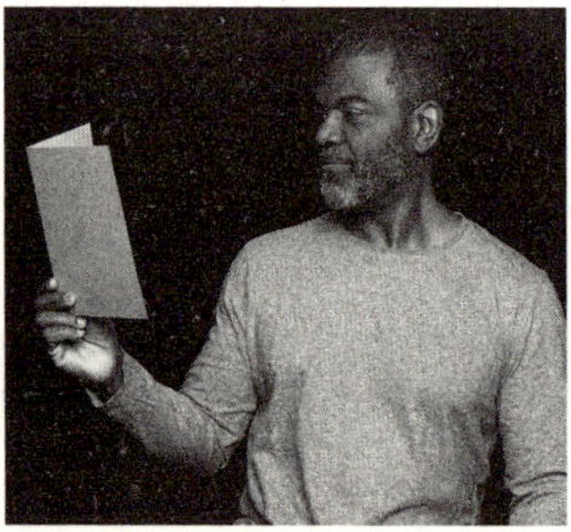

Zeit: Fahre fort für 3 Minuten, später für 7, 11, 21 und 31 Minuten.

Ende: Zum Abschluss atme mehrmals ein und aus.

Atme dann ein weiteres Mal tief ein, schließe und öffne in schnellem Rhythmus deine Hände. Gleichzeitig chante das Mantra RA. Chante es 30 Sekunden lang in ansteigender und 30 Sekunden in absteigender Tonhöhe mehrmals hintereinander. Du aktivierst in dir RA, die Sonnenenergie, die für Kraft und Licht steht.

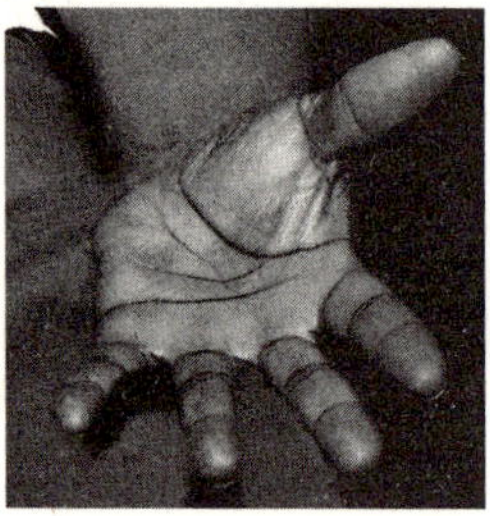

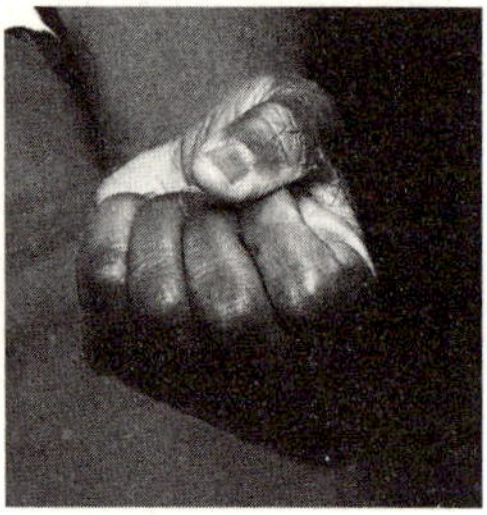

Entspanne im Anschluss in Shavasana (siehe Seite 64 f.).

Traumreise

Wir laufen auf einem Berg zwischen Steinen und Felsbrocken hindurch. Es ist nicht so einfach, aber wir wollen hinauf auf das Plateau, wo wir schon einmal zu Gast waren. Aber dieses Mal ist etwas anders. Wir spüren, dass viel Zeit vergangen ist und sich etwas verändert hat. Dabei rätseln wir, was beim Kronen-Chakra wohl geschehen mag. Wir nähern uns der Grenze, sie befindet sich nur noch wenige Meter von uns entfernt – wir bewegen uns langsam, setzen vorsichtig einen Fuß vor den anderen.

Und so bewegst du dich mitten hinein in die Energie von Sahasrara, dem Kronen-Chakra. Ein sanfter Klang ertönt in der Ferne, und ein überirdisch schimmerndes Licht umfängt dich. Du bist angekommen, dankbar und voller Freude über die Schönheit des ganzen Universums, die du erblicken darfst, und die Weisheit, die in diesem Chakra schwingt.

Plötzlich beginnt ein Feuerwerk, den Himmel zu füllen, Funken in allen Farben breiten sich über den Himmel aus. Du schaust hinauf in dieses funkelnde, lebendige Universum, die Energie, die dich mit unbändiger Freude erfüllt. Genieße diesen Augenblick.

Komm dann langsam wieder zurück.

***

Wir lesen das Gedicht 40 Tage lang, manchmal gemeinsam, manchmal jede Person nur für sich. Während dieser Zeit beobachte ich, dass manche die Abschrift des Gedichts so hochhalten, dass sie den Kopf leicht nach hinten neigen müssen. Das ist in manchen Meditationsschulen eine gängige Haltung, um die Zirbeldrüse zu aktivieren und das Dritte Auge zum Leuchten zu bringen. Diese Haltung hat auch etwas Erwartungsvolles, und ich lasse es alle so machen, wie sie es für richtig halten. Ich bitte sie nur, immer mal wieder die Haltung zu wechseln.

Tatsächlich entsteht allmählich ein Ausdruck von Freude und großer Lebenslust. In unserer kleinen Reisegruppe geschieht eine Verwandlung, alles an Zweifel, Streit, Unsicherheit, Ungeduld verschwindet. Und es breitet sich ein Strahlen aus, das sich auf die Gesichter legt – etwas, das zuvor nicht sichtbar gewesen war. Alle bemerken es und strahlen noch mehr, sobald sie es bei den anderen entdecken.

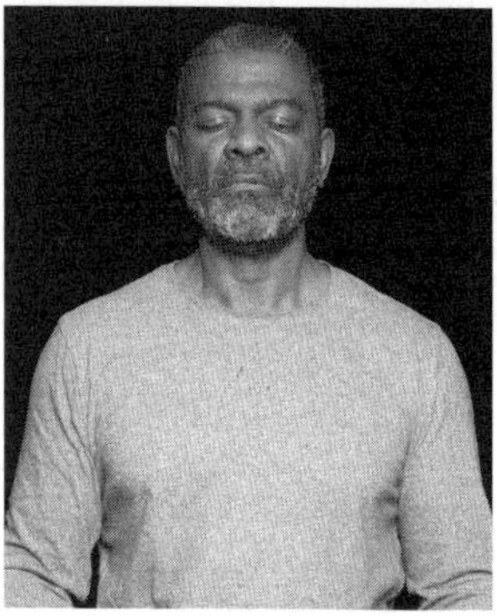

Dieses Licht kann sofort sichtbar werden. Es kann aber auch ein Prozess notwendig sein, der es hervorbringen muss, so wie bei Othello und Jagan; in ihnen geschieht jetzt Heilung. Natürlich bin ich sehr neugierig darauf, wie Elle das Gedicht und den 40-Tage-Prozess erleben würde. Zuerst konnte ich keinerlei Anzeichen bei ihr erkennen, bis ich irgendwann einen Laut wahrnehme, der aus ihrem tiefsten Inneren kommt und an das Weinen eines Kindes erinnert. Ich spüre ihre Sehnsucht: Elle ist wie wir alle auf der Suche nach ihrer Seele.

Auch ich selbst erfahre Verwandlung. Mit jedem Tag, mit jedem Durchlesen des Gedichts, mit jedem Meditieren auf seine Zeilen schält sich ein kleines Stück von mir ab und eine Traurigkeit verschwindet, die ich erst jetzt überhaupt wahrnehme.

Im Anschluss an diese Kriya sitzen wir oft noch lange im Kreis beisammen, halten einander an den Händen und schweigen.

Sahasrara-Nadi | Guru-Ram-Das-Heilung

In dem nun folgenden Prozess werden bis zu 1000 Energiepartikel pro Sekunde in 72 kleinere und schließlich alle 72 000 Nadis transportiert. Wenn der Körper mit einer solchen Menge von Energie geflutet wird und voller Lebendigkeit ist, kann Heilung geschehen. Die Methode, die wir hier anwenden und die den Heilungsprozess einleitet, trägt den Namen »Guru-Ram-Das-Heilung«. Guru Ram Das ist einer von zehn Gurus aus der Tradition der Sikhs und verkörpert Mitgefühl, er steht auch für Heilung.

Guru-Ram-Das-Heilung

Sitze in einfacher Haltung (siehe Seite 42 f.). Lege deine Hände auf dein Herz-Chakra. Denke an etwas in dir, das du heilen möchtest. Dann chante mit einer Musik deiner Wahl das Mantra: GURU GURU WAHE GURU GURU RAM DAS GURU. GU (Dunkel), RU (Licht) – wird auch oft mit Lehrer oder Weisheit übersetzt. WAHE (ein Ausruf der Ekstase), GURU RAM DAS war der vierte Guru der Sikhs. Er steht für Mitgefühl, Gnade und Dienen. Der Heilungsimpuls, den dieses Mantra auslöst, manifestiert sich als feine Schwingung in Körper und Geist.

Teil A

Du wählst ein Gegenüber, und ihr entscheidet, wer zuerst die zu heilende Person ist.

Teil B

Ihr sitzt einander in einfacher Haltung gegenüber. Du sprichst als zu heilende Person über eine Belastung. Dein Gegenüber hält bewusst atmend den meditativen Raum geöffnet und hört nur zu, mit neutralem Geist, empathisch, ohne zu urteilen.

Dauer: 5 bis maximal 15 Minuten.

Teil C

Anschließend begibst du dich in die Rückenlage. Dein Gegenüber bleibt an deiner Seite und hält die Verbindung zu dir entweder mental oder durch eine sanfte Berührung am Oberarm. Während es für dich nichts zu bedenken, nichts auszusprechen und nichts zu tun gibt, atmet dein Gegenüber mit dir, geht mit dir in Resonanz und nimmt dich in das elektromagnetische Feld seines Herzens auf. Ihr seid in ausgedehnter Frequenz miteinander verbunden.

Dauer: ca. 15 bis 20 Minuten.

Teil D

Im Anschluss setzt ihr euch einander gegenüber und singt gemeinsam das Mantra GURU GURU WAHE GURU GURU RAM DAS GURU.

Die gesamte Zeit sollte eine Stunde nicht überschreiten. Gebt euch am Ende ein Feedback. Dann tauscht, wenn gewünscht, die Rollen.

***

Delaila fragt mich, ob dieser Heilungsprozess auch auf Distanz mit ihrer Mutter erfolgen kann. »Auf jeden Fall. Führt die Teile A, B und D telefonisch oder über Video-Call durch – für Teil C verbinde dich in Stille mental mit ihr.« Delailas Mutter geht es bald psychisch besser, sie kann ihre Krankheit jetzt gelassener tragen. Und Delaila ist noch mehr in Frieden mit sich – sie erlebt, dass sie auch aus der Ferne viel bewirken kann.

Alle bestätigen, dass sich eine innere Klarheit über sie gelegt hat. Eine innere Klarheit, die Lebensfreude, Kraft und Leichtigkeit schenkt. Eine innere Klarheit, die Beziehungen heilt – zu sich selbst und zu den anderen. Eine innere Klarheit, die uns ganz und gar heilen kann.

Para Bindu

Höchster Punkt
– am oberen Hinterkopf –

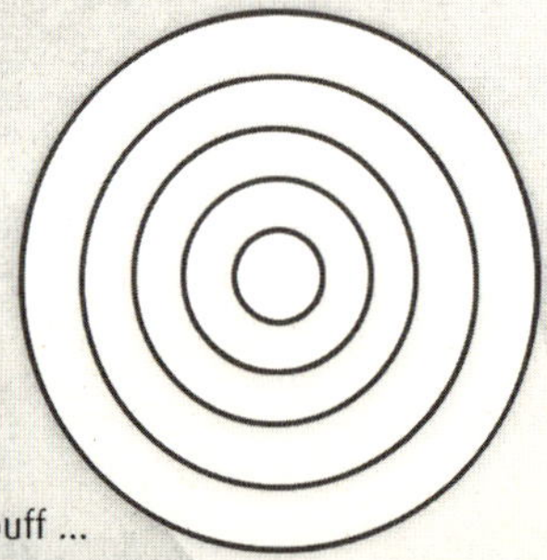

Khabouff ... khabouff ...

Die schweren Füße der Eichen
stehen beim alten Mannfrau,
genug geruht in tausend Jahr Raum Zeit.

Neu zu entfalten,
Fuß wird Männerfuß,
Arm wird Frauenarm,
Kundalini wird eingepackt.

Mühelose Eichenarme
tragen Shakti den Berg hinauf.
Shiva steht aus eigener Kraft.

In einer sehr langen Sekunde,
dann ist er verschwunden;
ich weiß nicht, wohin.

Shakti träumt tausend Jahr
In Nadis gebettet.
Schönheit lockt
wieder und wieder
die Shankini und ihren Prinzen.

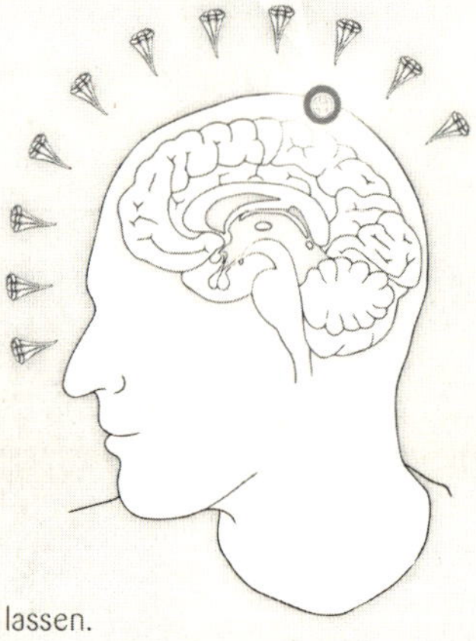

Sankalpa

- Ich schaffe den Sprung,
ohne meinen Samen fallen zu lassen.

9.
Para-Bindu-Chakra: Unendlichkeit

Para Bindu ist der höchste Punkt des Kopfes, das sogenannte zehnte Tor. Wie unsere Aura, die Chakras und Nadis besteht auch Para Bindu aus einer feinstofflichen Substanz, Elementarteilchen, unteilbare subatomare Teilchen, die kleinsten uns bisher bekannten Bausteine dieser Welt. Nach dem heutigen Wissensstand gibt es verschiedene Arten, beispielsweise Quarks, aus denen ein Proton entsteht. In der Physik geht man davon aus, dass diese Elementarteilchen zu jeder Zeit an jedem Punkt, das heißt überall und jederzeit, vorhanden sind. In der Leere – also in einer Art Raum, der komplett frei von irgendwelchen Partikeln ist – existieren sie demnach immer noch, da ist stets Energie. Es scheint sogar so zu sein, dass die Energie stärker wird, je leerer der Raum ist oder je tiefer wir in diese Leere vordringen. Im spirituellen Wissen bezeichnet der Begriff Shuniya diesen leeren Raum, einen Raum, in dem alles kreiert, angeregt wird und sich dann daraus materialisiert, also aus vielen kleinsten Bausteinen zusammensetzt.

Yogi Bhajan erklärt das so: »Aus dem Zustand des ›Shuniya‹ heraus entfalten sich die Dinge, ohne dass du etwas ›versuchen‹ oder ›tun‹ musst. Du schaffst einfach den erforderlichen leeren Raum und beobachtest dann, wie die Dinge sich entwickeln.«

Das Wort Shuniya beschreibt einen mentalen Zustand von Stille, Leere und Klarheit, der Voraussetzung für jeden schöpferischen Prozess ist. In Shuniya schwingt die Energie von Para Bindu – du erlebst dich leicht und frei von Gedanken und Empfindungen, frei von Anhaftungen, frei von allem Vergangenen und allem Zukünftigen, du bist ganz präsent im gegenwärtigen Augenblick.

Para-Bindu-Link-Übungen

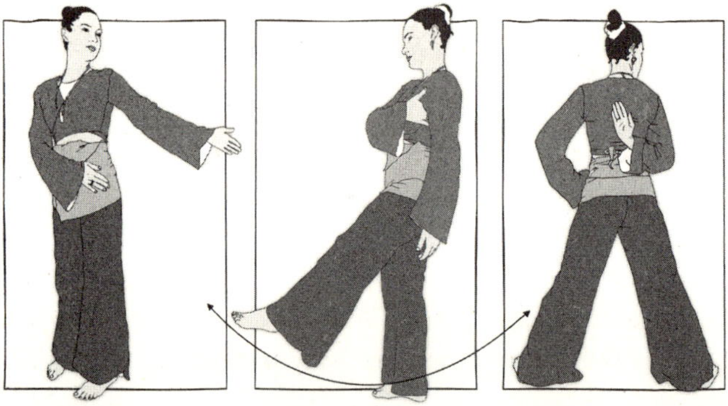

Kleine Mühle
Spült Prana in das Gehirn.

Pendel
Du gewinnst Klarheit im Geist und befreist dich aus karmischen Verstrickungen.

Herzöffner
Erfahre Weite im Herzen und eine ruhige Tiefe im Atem.

Zukunfts-Kriya – Unendlichkeit

Para Bindu ist der magische Gipfel der Reise. Hier kannst du eine Grenze überschreiten, einen anderen Kosmos, eine großartige, neue Wirklichkeit erschaffen und eine vollkommen veränderte Energie erleben. Freu dich auf eine unvergessliche Erfahrung.

Haltung und Mudra: Du sitzt in einfacher Haltung (siehe Seite 42 f.). Die Hände liegen auf den Knien in Gyan-Mudra (siehe Seite 46).

Vorbereitende Meditation über Para Bindu: Fokussiere deinen Scheitelpunkt (Para Bindu), denke nun darüber hinaus in Richtung Himmel. Um dich herum ist deine Aura, dein elektromagnetisches Feld. Es endet circa 40 Zentimeter vom Körper entfernt, ungefähr eine Armlänge. Nun denke, vom Para Bindu ausgehend, nach oben hin bis zu einem Punkt, wo deine Aura aufhört. Folge deiner Intuition, du wirst spüren, wo dein Feld endet. Hier verbindet sich der Mensch mit dem Universum, mit dem Göttlichen, mit seiner Intuition und Inspiration. Du wirst über das normale Denken hinausgehen können – Unendlichkeit wird erfahrbar.

Zeit: Führe diese Meditation anfangs 3 Minuten durch, verlängere sie mit der Zeit, bleibe im Einklang mit der folgenden Kriya. Du kannst diese Meditation allerdings auch unabhängig von der Kriya durchführen.

Die Kriya besteht aus drei Teilen, A, B und C, wobei es wichtig ist, alle drei Teile immer komplett und in gleicher Länge durchzuführen.

Teil A

... ist eine Atem-Übung (Pranayama), um deine Energie anzuheben.

Atme lang und tief durch den gespitzten Mund ein, als würdest du die Atemluft durch einen Strohhalm schlürfen. Schließe dann den Mund und atme lang und vollständig durch die Nase aus. Bleibe mühelos im Atmen – das macht deinen Körper anpassungsfähiger und gibt ihm etwas Fließendes.

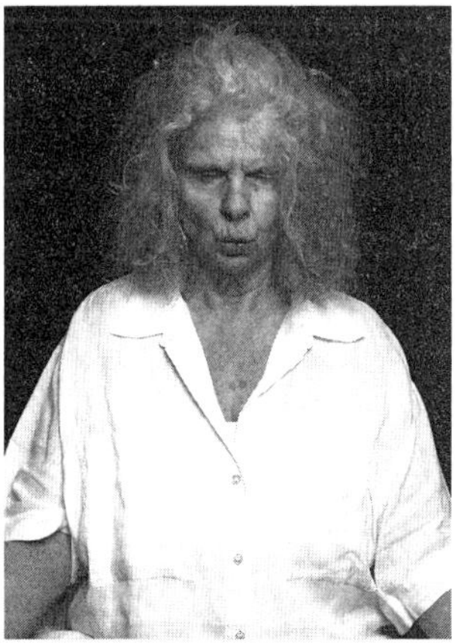

Teil B

… ist ein Studium der Leere und der Egolosigkeit.

Atme langsam durch die Nase ein. Während du den Atem hältst, denke, flüstere oder sprich über deine Egolosigkeit. Lasse alles los, was dir nicht länger dient. Es ist Zero, Null. Alles ist Zero. Denk an deine größten Sorgen – sie sind Zero. Denke an dein gebrochenes Herz – es ist Zero. Zero ist Teil der unendlichen Leere, der unendlichen Energie. Du bist Zero. Jeder Gedanke ist Zero. Zero ist nicht etwas – Zero ist nichts. Die Probleme, die du hast, sind Zero. Deine Krankheiten sind Zero. Deine Schmerzen sind Zero. Meditiere auf alles, was du reinigen möchtest in deinem Körper, deinem Geist, deiner Seele. Alle mentalen Krisen, alles Unwillkommene, alle Blockierungen mache zu Zero in einem einzigartigen großen Reinigungsprozess.

Dann atme aus. Wiederhole den Ablauf in einem für dich angenehmen Atemrhythmus.

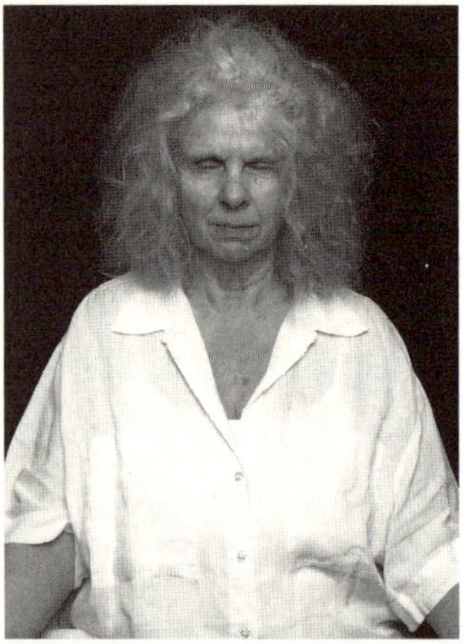

Teil C

… heißt dich in einer neuen Dimension willkommen. Leere hast du jetzt erlebt – jetzt kommt die Fülle. Leere und Fülle sind die Essenz von Para Bindu, beide sind von gleicher Bedeutung. In dieser anderen Wirklichkeit wirst du deine Grenzen und alle Blockaden auflösen können, denn nach der großen Reinigung entsteht das Kreative, das Positive, das Schützenswerte.

Atme ruhig durch die Nase ein. Halte den Atem und verdichte deine Wünsche auf ein einzelnes Wort. Du kannst aus deinen vergangenen Aufzeichnungen schöpfen oder auch spontan einen neuen Begriff kreieren. Voller Selbstvertrauen projizierst du nun aus dem Para Bindu oberhalb deines Kopfes ins Universum. Amrit (der göttliche Nektar) und damit auch der gewünschte Zustand ergießen sich über dich und in die Welt. Was wünschst du dir? Eine Zukunft in Wohlstand, Liebe und Gesundheit? Wünschst du dir Glück? Oder Führungsqualitäten? Kreiere Worte oder Bilder. Während du Worte denkst oder Bilder vor deinem inneren Auge erscheinen lässt, strahlt ein Licht beständig aus deinem Para Bindu, dem Dritten Auge und dem Körper hinaus. Atme ruhig durch die Nase aus.

Lasse dir Zeit. Vor allem zu Beginn können mehrere Atemzüge erforderlich sein, um einen Begriff zu formulieren oder ein Bild in dir erscheinen zu lassen. Nimm dir so viel Zeit wie nötig und sprich die Worte, die du gefunden hast, später gern laut aus.

So kannst du ein Stadium der Konzentration erreichen, in dem es dir leichtfällt, Veränderungen dann auch zu leben, die dir wohltun und dir und der Welt dienen werden.

Zeit: Praktiziere die Teile unbedingt in jeweils gleicher Länge von 3 bis 7 Minuten.

Ende: Atme tief ein. Atme aus. Verweile in Stille.

Anschließend entspanne in Shavasana (siehe Seite 64 f.).

Traumreise

Entspanne dich, atme bewusst ein und aus und lasse alles los. Wir sind auf dem Berg. Es wird Nacht. Wir nähern uns dem Übergang zum Para Bindu. Dort werden wir eine Weile ohne Licht sein. Aber die Leere ist gefüllt mit einem Versprechen: Wir können einen Weg finden, der uns durch die Dunkelheit führen wird.
Mutig überschreiten wir die Grenze. Um uns herum ist Leere, es gibt kein Licht, keine Farben, keinen Geruch mehr. Lasse dich für eine Weile auf diese Dunkelheit ein mit dem Wissen, dass aus der Leere alles kreiert wird, was existiert.
Stelle dir vor, du bist leer und um dich herum ist ebenfalls alles leer. Da ist alles und zugleich nichts. Lass dich auf das Abenteuer ein und gib dich dem leeren Raum ganz und gar hin, Shuniya.

Dann beginne, die Luft um dich herum wahrzunehmen, spüre sie auf deiner Haut. Spüre weiterhin, wie diese Luft dich durchströmt – dein Atem. Beginne, dich wieder wahrzunehmen, absichtslos, wertfrei. Sei einfach nur präsent.
Dann recke und strecke dich und komme wieder von der Reise zurück.

***

In diesen 40 Tagen kehrt eine große Ruhe und Stille ein. Alle Teilnehmenden begeben sich in diesen sehr intensiven Prozess. Vieles, was wir in den ersten Etappen begonnen haben, scheint hier seine Erlösung zu finden. Ruhe, Stille, Verbindung ohne Worte, Einsamkeit im Sinne von eins sein mit allen und allem.

Jagan und Othello sind wieder ein Paar, und es wirkt wunderbar stimmig. Estrella und Andreas haben sich zusammengefunden, sie sind wie ein Sinnbild für die Dualität des Lebens – unterschiedlicher können zwei Menschen kaum sein. Elle hat sich mit Rich versöhnt. Ihr Traum ist auch seiner geworden: Er will an der Möglichkeit arbeiten, wie Roboterfrauen ein Kind austragen können. Delaila, Kofi, Ute und Vir Kaur tauschen sich intensiv über die Bedeutung von Kunst und Kultur und über das Erhalten von verschiedenen Kulturen aus.

Ich spüre es: Die Seelenreise, dieser ganze intensive Prozess, nähert sich seinem Ende. Aber wir sind noch nicht fertig. Eigentlich möchte ich all das, was nun unter meinen Freundinnen und Freunden geschieht, so wenig wie möglich stören. Ich habe aber noch ein paar Übungen, die diesen Fluss, die Veränderung in uns, die Nadis noch weiter aktivieren sollen.

Para-Bindu-Nadi | Shuniya – die Leere

Der nun folgende Prozess besteht aus mehreren Teilen, die dich noch tiefer hineinführen in die Welt von Shuniya. Die Leere ist ein herausforderndes Thema. Viele haben Angst vor der Leere, Angst, ihr Wissen zu verlieren, Angst, nicht mehr zu wissen, wer sie sind. Aber alles Wissen ist in dir gespeichert, du bist einfach viel mehr als das. Und das zu erleben, fühlt sich vielleicht an wie ein Wunder.

Durch viele der folgenden Prozesse kannst du allein gehen. Für einige Teile brauchst du eine Gruppe von Menschen, die sich wie du auf der Seelenreise befinden oder neugierig und offen für faszinierende Erfahrungen sind.

– Der leere Topf

Suche dir einen großen Topf, er sollte leer und sauber sein – in einer Gruppe genügt ein Topf in der Mitte. Halte deinen Personalausweis parat oder bereite ein Blatt Papier vor, auf dem du in großen Buchstaben das Wort »Ausweis« schreibst. Unser Restaurantbesitzer leiht uns seinen allergrößten Topf und scheint völlig unbeeindruckt von diesem ungewöhnlichen Wunsch zu sein – ich sehe aber, wie er uns durch das Fenster beobachtet.

Platziere den Topf auf dem Boden und nimm ihm gegenüber in einfacher Haltung mit überkreuzten Fußgelenken Platz. Dann meditiere eine Weile über die Leere in diesem Topf. Meditiere, bis du die Leere als einen Teil von dir erkennst. Fühle die Leere. Werde die Leere.

– Die leere Identität

Lege deinen Ausweis oder das Blatt in den leeren Topf. Meditiere weiter, bis du in der Tiefe deines Daseins erkennst und wahrhaftig fühlst, dass du nicht der Name oder die Daten bist, die dich in einem Dokument oder auf einem Stück Papier beschreiben.

– Das leere Universum

Warte auf eine mondlose Nacht. Begib dich ins Freie und setze dich auf eine Bank, einen Stein oder ins Gras, oder – falls es zu kalt ist – laufe und halte möglichst oft inne. Konzentriere deinen Blick auf den Nachthimmel, dorthin, wo keine Sterne sichtbar sind. Meditiere. Erfahre die Leere und werde eins mit ihr.

– Die Leere zwischen den Gedanken

Wende dich einer weißen Wand zu. Fokussiere die Wand mit ruhigem Blick und ohne mit den Augen zu blinzeln. Gleichzeitig beobachte die Regungen deines Geistes. Beobachte Gedanken, die kommen und gehen, und vergleiche die Länge deiner Gedanken mit der Länge der Pausen zwischen den Gedanken. Konzentriere dich immer mehr auf die Pause, den leeren Raum zwischen zwei Gedanken. Mit ihm identifiziere dich. Mit ihm werde eins. Das bist du. Du bist der Raum zwischen den Gedanken. Du bist die Leere.

Die folgenden Experimente finden in der Gruppe statt.

– Ein Gedanke

Für diesen Teil bilde mit einer Gruppe von 5 bis 15 Personen einen großen Kreis. Eure Aufgabe ist es, die Projektionskraft eures Geistes zu erforschen. Begebt euch in einen Zustand der Stille. Eine ausgewählte Person lässt vor ihrem inneren Auge ein Objekt erscheinen, beispielsweise einen roten Apfel oder eine Giraffe, und sendet ihr Bild mental in den Kreis. Die anderen versuchen, das Bild zu empfangen, tastet euch ratend heran. Bleibt entspannt. Bleibt neugierig. Und kreativ. Seid mutig. Vertraut auf eure mentale Kraft. Visualisiert Heilung. Visualisiert Frieden. Sendet euer Bild in den Kreis. Sendet ein gemeinsames Bild in die Welt.

– Blind Walks

Im Kundalini Yoga existiert eine einfache Methode, um vom äußeren zum inneren Sehen zu gelangen, die sogenannten Blind Walks. Dabei bilden 2 bis 16 Personen eine Menschenkette. Alle tragen eine Augenbinde, halten einander an den Händen und folgen einer Person, deren Augen nicht verbunden sind und die die Gruppe führt. Teil eines Blind Walks ist das Chanten eines Mantras freier Wahl, wodurch wir über das Händehalten hinaus mit der Leiterin oder dem Leiter und untereinander in Verbindung bleiben. Unsere Sinne werden geschärft, während wir so ein Stück des Weges gemeinsam gehen.

***

Diese Gruppenübungen sind ein riesengroßer Spaß für uns alle. Die Leere wird immer vertrauter für alle. Ich verstecke hinter der Freude an den gemeinsamen Aktivitäten meine zunehmende Wehmut über das baldige Ende der Seelenreise.

Bindu Visarga

Tropfenfänger
– am mittleren Hinterkopf –

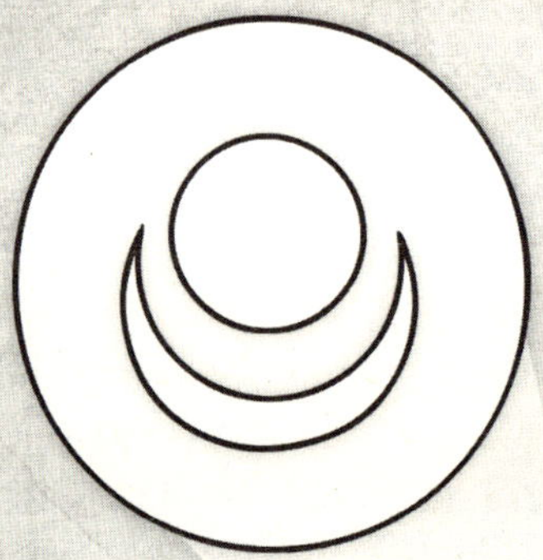

Lovely Rita

Gerade waren wir mit Amrita
unsterblich über den Wolken -

aber keine Sorgen,

die Zungenzangen und Sehnensägen
jagen mit blutigen Mündern nur sich selbst.

Und wir, wir umarmen Amrita - lovely Amrita.

Sankalpa

· Ich liebe meine Seele.
· Meine Seele liebt mich.

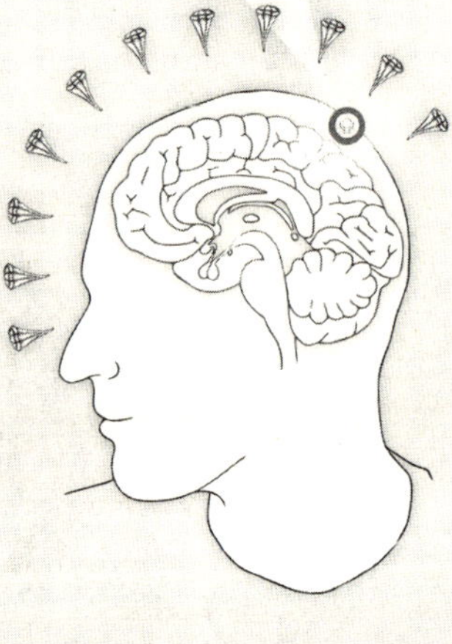

10. Bindu-Visarga-Chakra: Unsterblichkeit

Wir bewegen uns nun vom Gipfel der Reise langsam abwärts in Richtung Bindu Visarga, um die letzten Geschenke zu empfangen. Geschenke, die es in sich haben.

Bindu Visarga bedeutet: Tropfenfänger. Der Tropfen, der hier gemeint ist, wird als das Elixier der Unsterblichkeit beschrieben, als ein süßer Geschmack, der sich im gesamten Gehirn ausbreitet, Amrit. Ein Geschenk des Universums – wahrscheinlich handelt es sich hierbei um eine selten auftretende Kombination von Ausscheidungen der Botenstoffe Serotonin und Dopamin aus der Zirbeldrüse. Wir haben auf dieser Reise bereits berührende Erfahrungen mit Amrit gemacht. Es ist, als wollte uns der Berg jetzt noch ein besonderes Nahrungspaket für die Welt mitgeben, das uns unabhängiger von menschlichen Bedürfnissen macht und uns in Freiheit voranschreiten und wachsen lässt. Die Herausforderung besteht darin, Amrit hoch oben im Körper nah der Zirbeldrüse zu halten.

Bindu-Visarga-Link-Übungen

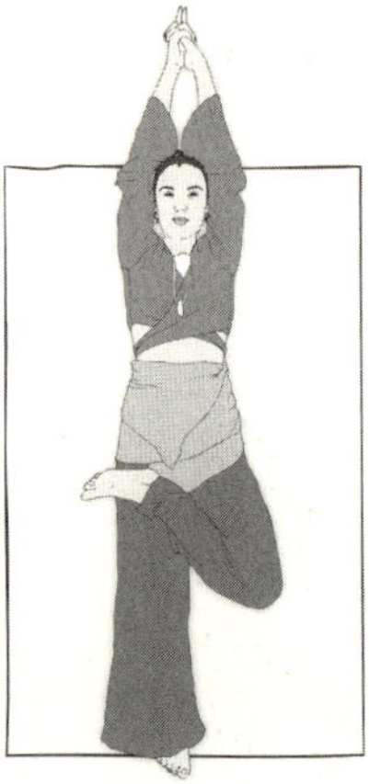

Baum
Du gewinnst Balance und Konzentrationsvermögen.

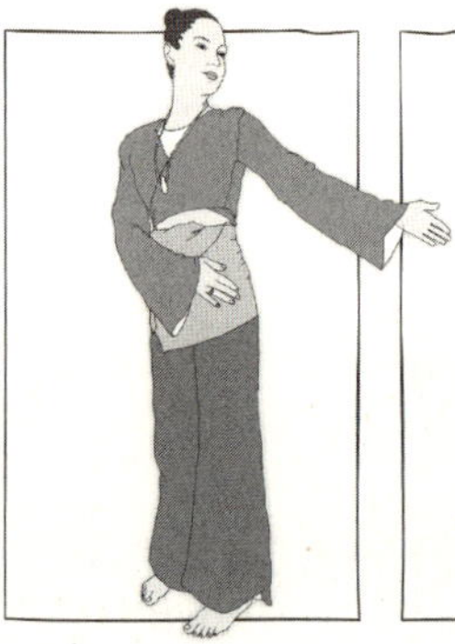

Kleine Mühle
Spült Prana in das Gehirn.

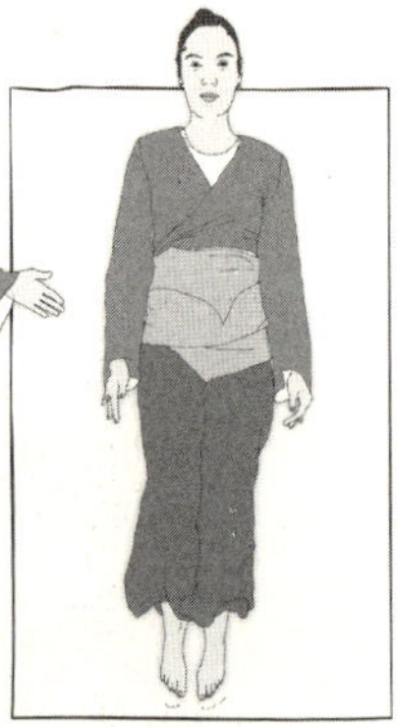

Sprungfeder
Nimm einen kraftvollen Atemzug und wage dann den Sprung.

Lächelnder-Buddha-Kriya

Diese Kriya besitzt die Fähigkeit, ein verschlossenes Herz schnell wieder zu öffnen und uns immer wieder daran zu erinnern, worum es uns im Leben geht.

Haltung und Mudra: Sitze in einfacher Haltung (siehe Seite 42 f.). Beuge Ring- und kleine Finger beider Hände und drücke sie mit den Daumen nach unten in die Handflächen hinein. Zeige- und Mittelfinger bleiben gestreckt, die Oberarme liegen am Körper; die Ellenbogen sind so weit gebeugt, dass Oberarme und Unterarme einen Winkel von 30 Grad zur Seite bilden. Die Hände befinden sich auf Schulterhöhe – die Handflächen zeigen nach vorn, Zeige- und Mittelfinger nach oben. Drücke die Schultern nach hinten, sodass sich die Schulterblätter näher kommen.

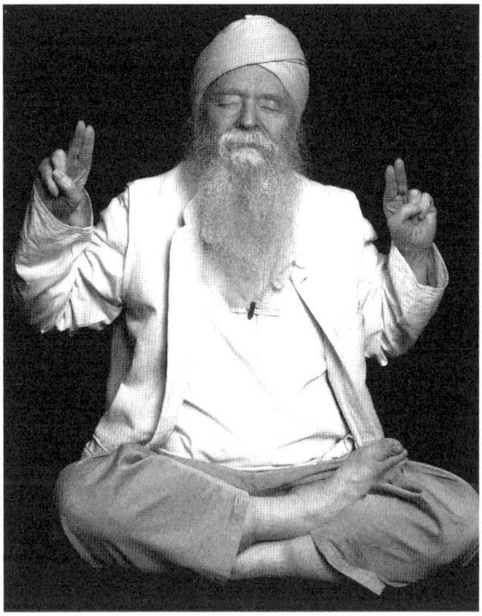

Mantra: Die vier Silben SA TA NA MA, die wir schon kennen. Sie repräsentieren den ewigen Kreislauf des Lebens: Unendlichkeit und Anfang, Leben, Tod, Wiedergeburt und ihr Potenzial für Wachstum. Der Rhythmus der Jahreszeiten, der Zeitalter, der Schöpfung.

Zusammen bedeutet SA TA NA MA auch: Ich bin die Wahrheit.

Augen: Die Augen sind geschlossen, der innere Blick ist auf das Dritte Auge konzentriert, das jetzt nach vorne und nach hinten hin in Richtung Bindu Visarga ausstrahlt.

Mentale Ausrichtung: Denke während der gesamten Meditation an das Lächeln des Buddha – aber begrenze dich nicht. Spüre einfach das Lächeln in dir, schaue, was dir dazu an Vorbildern einfällt, und spüre Lächeln überall um dich herum. Werde zum Lächeln selbst. Du bist das Lächeln.

Zeit: 3 bis 7 Minuten. Später 11, 21 und 31 Minuten.

Ende: Atme ein. Atme aus. Schließe und öffne einige Male hintereinander die Hände. Schließe optional das atmende Mahabandh (siehe Seite 45 f.) an die Kriya an.

Entspanne in Shavasana (siehe Seite 64 f.).

Traumreise

Du bist noch auf dem Berg, am höchsten Punkt, am Para Bindu, und genießt den Blick in den Himmel. Das Feuerwerk ist erloschen, und es ist ruhig. Dunkelheit umgibt dich, und du tauchst für einen Moment ein in diese wunderbare, vielversprechende Dunkelheit und Leere. Du bist erfüllt von all deinen Eindrücken.
Plötzlich tritt eine vollkommene Stille ein, eine Pause, ein vollkommenes Innehalten, eine geradezu überirdische Ruhe. Und dann wird es langsam lichter, wie in den ambrosischen Stunden, wenn irgendwo die Sonne langsam aufgeht. Und jetzt erkennst du einen Weg, der dich wieder hinabführt, es ist der Übergang von dort, hinab zum Bindu Visarga.
Immer mehr musst du lächeln über diesen bequemen, lang gestreckten Weg, der dich hinunterführt in Richtung Tal, dort, wo das Dorf ist und die Menschen ihr Leben leben. Du siehst schon die Gebetsfahnen in der Ferne. Du bewunderst die Natur um dich herum. Dann kommst du an Statuen vorbei, die Menschen hier aufgestellt haben. Alle Statuen lächeln. Sind geschaffen von Menschen, die hier oben waren, die Amrit empfangen haben, die diese Erfahrungen durchlebt haben. Muss man da nicht lächeln?

Komm langsam wieder hierher zurück, reck und strecke dich.

***

Alle sind entspannt, das Lächeln ist nicht mehr wegzukriegen, denke ich. Da meldet sich Othello zu Wort: »Ich habe eine interessante Erfahrung in der Entspannung gemacht. Ich dachte: Warum eigentlich immer nur Buddha? Warum nicht der lächelnde Jesus? Nicht, dass ich ein großer Fan von Jesus wäre, aber er sollte doch auch mal eine Chance bekommen.« Alle lachen. Delaila bleibt ernst. Ihre Familie ist sehr katholisch. Othello bemerkt das aber nicht und redet weiter. »Dann ist mir aufgefallen, dass ich noch nie einen lächelnden Jesus gesehen habe – das heißt, ich habe da gar keine Wahl. Aber es gibt ja auch andere *smiling holy people.*« »Warum«, fragt Vir Kaur, »müssen das *holy people* sein? Ich dachte einfach an Mona Lisa!« Sie kichert. »Das ist doch erlaubt, oder?«, fragt sie mich mit schelmischem Blick. »Bei Buddha«, sagt Andreas, »denke ich immer an den kleinen Mann mit einem unglaublich dicken Bauch und einem noch größeren Lächeln.« »Ja, das wird oft verwechselt«, erwidert Ute. »Er ist der lachende Buddha – eine dicke, wohlgenährte Wohlstandsfigur, die vor allem in China populär ist. Der echte Buddha, der lächelnde Buddha, ist aber jemand ganz anderes«, fügt sie noch hinzu. »Dieser Buddha ist zufrieden mit einer einfachen Schale Reis und drückt ein friedliches, inneres Lächeln aus. Das ist ein gewaltiger Unterschied«, erklärt sie ruhig. Sie hat sich sehr verändert. Sie ist immer noch bereit, jederzeit zu handeln, aber sie wartet eher ab und schaut, wo sie wirklich gebraucht wird. Zu Beginn unserer Reise war sie oft sehr hilfsbereit, aber dabei manchmal fast aufdringlich. Ich freue mich.

Jagan mischt sich ein: »Wie wäre das: Diese zwei Buddhas werden eins und gehen Hand in Hand durch die Welt und begegnen Jesus, den sie umarmen und der auch zu lächeln beginnt.« Dann küsst sie Othello, und alle grinsen breit.

Uns erwartet die letzte Phase unserer gemeinsamen Zeit. Wir werden uns mit einer Übung auf die Rückkehr in die Gesellschaft vorbereiten. Wir wollen unsere Erfahrungen und die vielen kostbaren Erkenntnisse aus der Zeit der Seelenreise in die Welt hinaustragen. Das sind die Gedanken und Gespräche, die uns beschäftigen.

Jetzt schauen alle mit Erstaunen auf den Tisch, auf dem ich inzwischen einen schönen Kalender und eine Liste mit den Monaten ausgebreitet habe. Der Kalender ist die Basis der Numerologie. Es geht um eine Methode, mit deren Hilfe man die Bedeutung von Zahlen und Namen erforschen kann. In der jüdischen Tradition finden wir die Numerologie in der Kabbala.

Dieses Erkunden der Zahlen, so erkläre ich es meinen Mitreisenden, führt zu einem tieferen Verständnis unserer Persönlichkeit – sie zeigen uns unsere Aufgaben.

Bindu-Visarga-Nadi | Den Seelenkörper stärken

Wähle deinen Geburtsmonat aus. Er ist ein Schlüssel für dich und für die nächste Zeit. Er mag dir Anhaltspunkte geben, welches deine Aufgabe in diesem Leben ist.

Wenn du deine Wünsche und die Aufgabe deiner Seele kombinierst, kannst du dich von weiteren Altlasten und Karma lösen, um ein befreites Leben für dich und zum Wohle deiner Mitmenschen, aller lebenden Wesen und des Planeten zu führen.

Januar: Ich nähre meine Seele
Meine Aufgabe: ein kreatives Leben zu führen. Mein Herz für mich entscheiden zu lassen. Den Kontakt mit den Herzen meiner Nächsten zu suchen. Mit meiner Seele befreundet zu sein. Das Göttliche in mir stets im Blick zu behalten.

Februar: Ich bin flexibel
Meine Aufgabe: Geduld und Toleranz zu haben. Mich selbst und andere zu schützen. Meine Grenzen und die meiner Nächsten zu respektieren. Wertschätzung für alle und alles zu zeigen. Klar und stark zu sein.

März: Ich denke
Meine Aufgabe: Verantwortung zu übernehmen. Gesundheitsfördernde Gewohnheiten aufzubauen. Zu lernen, nachzudenken, bevor ich handle. Meine Nächsten aufzumuntern, zu begeistern und zu erheben.

April: Ich bin für alle da
Meine Aufgabe: Wärme und Empathie auszustrahlen. Zu lernen, in Demut zu dienen. In meiner Umgebung eine ausgleichende und vermittelnde Rolle zu spielen. Lernen zu lieben. Lernen, vom Herzen intuitiv zu sein.

Mai: Ich lebe entspannt
Meine Aufgabe: gut für meinen Körper zu sorgen durch Ernährung, Übungen und einen entspannten Lebensstil. Meinen Nächsten zu helfen, Stress zu reduzieren. Viel zu laufen, zu tanzen und Yoga zu praktizieren.

Juni: Ich bin sicher
Meine Aufgabe: unabhängig in meinem Denken zu sein. Mich sicher und geschützt zu fühlen und Sicherheit auf alle Wesen

in meiner Umgebung zu übertragen. Menschen und Tiere durch meine Gegenwart zu heilen.

Juli: Ich bringe Licht
Meine Aufgabe: Licht auszustrahlen und den Menschen Hoffnung zu bringen. Selbst intensive emotionale Heilung zu erfahren und Heilung an andere weiterzugeben. Weiße Kleidung zu tragen.

August: Ich atme tief
Meine Aufgabe: tief und bewusst vom Nabel bis in die Lungenspitzen zu atmen. Energie und Ausdauer zu haben. Angstfrei zu werden. Zu lernen, Krankheit als Geschenk annehmen zu können.

September: Ich bin gut
Meine Aufgabe: viel zu meditieren. Ein gutes Leben herbeizuführen, es in die Welt zu projizieren und durch Liebe Karma abzubauen. Die Vergangenheit loszulassen.

Oktober: Ich bin
Meine Aufgabe: durch meine Ausstrahlung und mein Verhalten innere Größe und Seelenadel zum Ausdruck zu bringen. Menschen zu helfen, über ihren begrenzten Horizont hinauszuschauen. Sie zu inspirieren.

November: Ich bin eins
Meine Aufgabe: alle Geheimnisse zu sehen und zu hören. Ihnen Namen zu geben und so Heilung herbeizuführen. Den Umgang mit der materiellen Welt zu meistern. Das große Ganze zu sehen.

Dezember: Ich bereite mich vor
Meine Aufgabe: meine Intuition durch Yoga und Meditation stets weiterzuentwickeln. Klar zu sein in meinen Gedanken, meinen Worten und meinem Handeln. Bereit zu sein, alle Wesen zu umarmen, ihnen die Hand zu reichen und sie mitzunehmen.

Du wählst aus der Liste deinen Geburtsmonat aus. Der nun folgende Prozess wird dich auf die 11. und letzte Etappe der Reise, den krönenden Abschluss und deine Rückkehr in die Welt vorbereiten.

Ich erinnere alle an unseren ersten Tag und die Diskussion über den Begriff Seele. Nun erläutere ich, was wir im Yoga darunter verstehen: »Wir verstehen die Seele als einen feinstofflichen Körper und Kern des menschlichen Daseins. Wir bezeichnen die Seele auch als Seelenkörper. Der Seelenkörper ist unsterblich. Er bewegt sich in einer unendlichen Reise durch die Welten und die Leben von einer Inkarnation zur nächsten. In ihm ist die Aufgabe der jeweiligen Lebensspanne aufgezeichnet, er trägt sie in sich. Darum sehnt sich der Mensch danach, diese Aufgabe zu finden. Die Lebensaufgabe ist auch abhängig von der Entwicklungsstufe, die der Seelenkörper bereits erreicht hat. Sie verändert sich von Leben zu Leben.«

Elle schaut sich ratlos um, schnell ist Rich bei ihr und flüstert ihr etwas zu. Ich bin froh darüber, denn ob ein Roboter wiedergeboren wird, wage ich zu bezweifeln, und ich bin erleichtert, nichts dazu sagen zu müssen.

Lies dir selbst deine Aufgabe laut vor. Dann notiere – ähnlich wie beim Mond-Tagebuch – alles, was dir dazu einfällt: was du davon schon lebst, wie es sich anfühlt, ob es dich glücklich macht, was du noch mehr tun könntest, welche Ideen du dazu hast. Lasse es aus dir herausströmen.

Führe diese Übung so oft es geht auch mit einem Gegenüber durch, zusätzlich zu deinen eigenen Aufzeichnungen. Eine andere Person sieht andere Aspekte von dir, die du vielleicht noch nicht entdeckt hast.

Teil A
Suche dir ein Gegenüber, es kann auch jemand sein, der oder die nichts mit der Seelenreise zu tun hat. Setzt euch gegenüber.

Teil B
Lies die Angaben zu deinem Geburtsmonat laut vor. Finde heraus, wie du die Aufgabe in deinem Leben vielleicht schon erfüllst und wie du sie noch mehr und auf eine dir entsprechende Weise erfüllen kannst. Wie kannst du dadurch Glück erfahren?

***

Abends sitzen wir jetzt weit häufiger zusammen auf der Terrasse als bisher. Wir schauen in die Berge und hinab in das wunderschöne Tal. Ab und zu sagt jemand etwas, dazwischen sind immer wieder Pausen, in denen alle nachspüren, meditieren, für sich sind und doch gemeinsam.

»In diesem Prozess kommen bei mir viele Erkenntnisse, die ich auf meinem bisherigen Weg gewonnen habe, und all die Erfahrungen der Seelenreise zusammen. Ich bin im Oktober geboren und fühle mich erkannt, getragen und geleitet von meiner Lebensaufgabe«, sagt Othello in das Schweigen hinein.

»Zu Beginn hatte ich voll die Blockade«, beschreibt Andreas seinen Prozess. »Dann habe ich mich an die Etappe Soma erinnert und musste über mich selbst und meine Widerstände lachen. Lass dich einfach darauf ein, habe ich mir gesagt, und dann habe ich echt gestaunt. Ich bin im August geboren, und ich habe es euch nie gesagt, aber ich habe einen Herzfehler. Jetzt weiß ich, dass ich mein Leben glücklich und gesund leben kann. Mein Herz fühlt sich sauwohl.«

»Hindernisse«, denke ich laut, »sind wohl immer Teil des Prozesses. Aber wenn du das Hindernis erkennst, beharrlich und mutig voranschreitest und es überwindest, kannst du erleben, wie sich ein innerer Raum von großer Ruhe und Klarheit öffnet. Dieser Raum ist eine Oase.« Ich spreche dabei auch von mir.

»Ich fühle mich wie auf einer neuen Ebene, ich darf und soll so sein, wie ich mich fühle, ich bin ein Januar-Kind«, erzählt Vir Kaur und strahlt dabei wie ein Honigkuchenpferd.

»Und ich fühle mich gut eingestimmt auf meine Lebensaufgabe. Ich bin im Februar geboren. Ich werde ab jetzt gut auf meine Grenzen achten«, sagt Delaila.

»Für mich ist etwas Neues wichtig geworden«, erklärt Ute. »Ich kann meinen Weg leicht und unbeschwert fortsetzen. Ich kann so weitermachen, muss mich aber nicht mehr so anstrengen und mich gleich aufdrängen, weil ich andere begeistern will. Ich darf mich mehr entspannen. Ich bin ein März-Kind. Echtes Glück besteht wohl darin, die eigene Lebenskraft sowohl zum eigenen Wohl als auch zum Wohl der Menschheit, aller lebenden Wesen und des Planeten einzusetzen. Und manchmal bedeutet das eben auch: zuhören, nicht handeln.«

Estrella räuspert sich. »Was ist meine Aufgabe in diesem Leben? Natürlich habe ich schon viel darüber nachgedacht. Als Erstes war mir wichtig herauszufinden, was ich schon umsetze und wie. Ich habe das mit euch allen, aber auch mit ein paar Freundinnen und Freunden am Telefon besprochen. Es war schön, dass andere viel mehr in mir sehen, als ich selbst in mir erkennen konnte. Das gibt mir ein gutes Gefühl und viel Mut zu schauen, wie ich das noch intensiver leben kann. Ich bin im Juni geboren und habe noch viel vor.« Sie lächelt breit. »Und ich werde viel Spaß damit haben.«

Kofi, der seit einigen Tagen fast nur noch weiße Kleidung trägt, meldet sich zu Wort: »Ich liebe meine Lebensaufgabe, bin im Juli geboren. Ich formuliere aus meiner Aufgabe zwei Sankalpas – sie hängen an der Wand, sodass ich sie immer im Blick habe. Mein neuer Weg wird immer klarer, und damit fließen plötzlich die Ideen. Wie kann ich sichtbar werden mit meiner Aufgabe und wie lässt sich das konkret umsetzen? Dieser Prozess hat mir sehr gefallen.«

Rich hält sich die ganze Zeit zurück. Ich frage ihn schließlich, wie es ihm geht. »Ich bin im Moment ziemlich irritiert, Satya Singh. Meine Lebensaufgabe ist, dass ich meinen Nächsten helfen soll, aber auch Yoga zu machen und zu tanzen. Und das passt eigentlich gar nicht zu meinem bisherigen Leben.« »Du bist im Mai geboren«, reagiere ich erstaunt, »auf den ersten Blick scheint das nicht so zu dir zu passen. Aber schau genauer hin. Vielleicht ist eine neue Ausrichtung für dein Leben gut? Du entscheidest am Ende, wie und was du leben willst. Das dürfen wir alle nie vergessen. Es ist immer unsere Entscheidung.«

»Hat Elle eigentlich auch ein Geburtsdatum?«, frage ich Rich. »Natürlich«, antwortet er. »Sie ist im April zum ersten Mal eingeschaltet worden.« »Am 4.4.«, präzisiert Elle ihn. »Ich finde, meine Aufgabe bestätigt, dass ich eine Seele habe: Ich will Friedensbotschafterin werden. Immerhin kenne ich die sich wiederholenden Konflikte der Menschen sehr gut, und ich kann deshalb vieles im Vorfeld erkennen. Und ich habe viel Mitgefühl mit euch. – Und, Satya Singh, was ist deine Aufgabe?«, fragt sie mich und schaut in meine Richtung. »Ich bin ein Dezember-Kind«, antworte ich. »Und ich versuche, tatsächlich danach zu leben, denn das ist eine große Hilfe in Krisenzeiten.«

Am Ende bleibt bei allen das Gefühl, auf dem richtigen Weg zu sein, mutig Sachen angehen zu können und die Freude, Teil von etwas Größerem zu sein.

Wir sind nun bereit für die letzte Etappe.

Guru-Chakra

Selbst
– am unteren Hinterkopf –

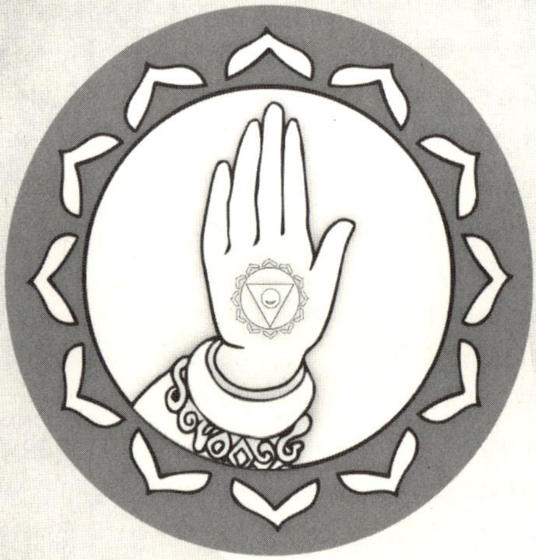

Die Oasen

Love yourself: Liebe dich selbst.
Be you now: Sei du selbst.
Find your way: Finde deinen Weg.
No worries: Vertraue.
Let go: Lass los.

Sankalpa

- Alles ist Liebe, Liebe ist alles.

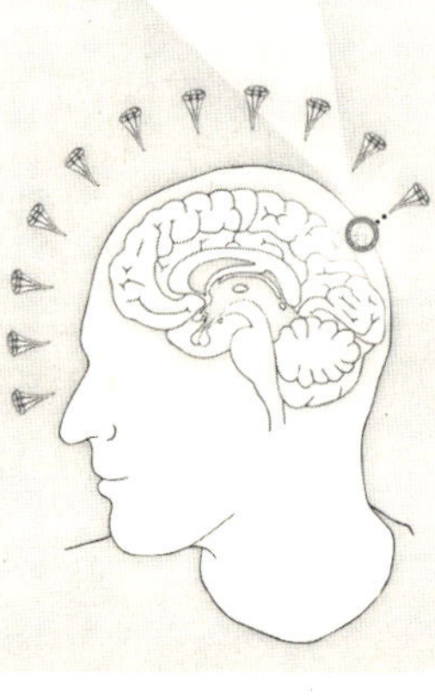

11.
Guru-Chakra: Licht – das Selbst

Auf dem Weg zum Guru-Chakra, der letzten Etappe der Seelenreise, bewegen wir uns aus den Windungen der grauen Gehirnstruktur heraus zurück auf trockenen Boden. Während sich Lalana, unsere erste Etappe und das erste Chakra unserer Reise, schon wieder am Horizont erahnen lässt, fühlen wir uns von einer geheimnisvollen Energie angezogen.

Wir haben unsere Seele in den vergangenen Wochen und Monaten immer mehr enthüllen können, sind uns aber auch bewusst, dass immer wieder blinde Flecken in unseren Denk- und Handlungsstrukturen existieren, kleine, manchmal auch größere wunde Stellen oder Narben, die wir auch in Zukunft aufspüren und als Portal für weitere tiefgreifende Heilungsprozesse nutzen wollen.

Um die Themen, die bisher nicht in Erscheinung getreten sind, herauskristallisieren zu können, bereiten wir uns auf unsere letzte Aufgabe der Seelenreise vor. Sie soll uns auch zu unseren Oasen führen, Orte und Wege der Ruhe, wo wir nichts mehr tun müssen, sondern einfach genießen dürfen – Orte, an denen sich Erkenntnisse und Erfahrungen wie von selbst integrieren, an denen wir weiter heilen können.

Am Ende fühlen wir uns unseren zukünftigen Aufgaben in der Welt gewachsen – das ist das Versprechen des Guru-Chakras.

Guru-Link-Übungen

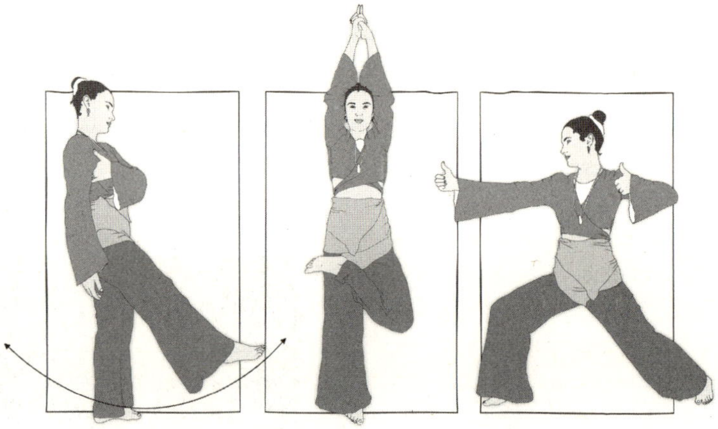

Pendel
Beobachte den Rhythmus deines Herzschlags.

Baum
Lädt ein zum ruhigen Gewahrsein.

Bogenschütze
Ruf dir das Ziel deiner Reise in Erinnerung. Was hast du erreicht? Was ist noch offen?

Laya-Kriya – das Selbst

Die Laya-Kriya ist eine Meditation für die Seele und den Subtilkörper, der auch als das Fahrzeug der Seele bezeichnet wird. Er bleibt während aller Leben untrennbar mit der Seele verbunden. Durch eine starke Energie im Subtilkörper verfeinerst du die Fähigkeit, Anhaftungen aufzulösen, deine inneren Gaben zu erkennen und Kreativität in Handlung umzusetzen – damit kannst du deiner Seele immer näherkommen.

Haltung und Mudra: Sitze in einfacher Haltung (siehe Seite 42 f.). Die Hände ruhen in Gyan-Mudra (siehe Seite 46) auf den Knien, die Augen sind geschlossen.

Mantra: EK ONG KAR(E) – SAT(E) NAM(E) – SIRI WHAA(E) – HE GURU. EK ONG KAR bedeutet: Gott und ich, ich und Gott sind eins. SAT NAM bedeutet: Die wahre Identität – SIRI WAHE GURU bedeutet: der erhabene Weg vom Dunkel ins Licht.

Bei EK zieh den Nabel ein und aktiviere so ein leichtes Mulbandh (siehe Seite 44). Mit der Silbe WHA zieh den Bauch noch einmal kraftvoll nach innen, wodurch das A eine besondere Betonung bekommt. Danach löst du Mulbandh auf und lässt den Bauch locker.

Mentale Ausrichtung: Visualisiere beim Chanten des Mantras, wie sich sein Klang in dreieinhalb Drehungen die Wirbelsäule gegen den Uhrzeigersinn bis zum Scheitelpunkt des Kopfes emporwindet. Bei HE GURU projiziere die aufgestiegene Energie durch das Kronen-Chakra ins Universum.

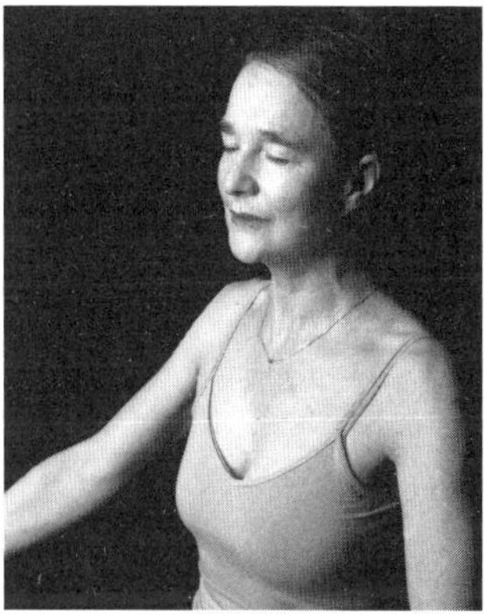

Ende: Atme tief ein. Halte den Atem, während du deinen Rücken noch mehr streckst und die Aufmerksamkeit noch einmal zum Kronen-Chakra lenkst. Nach 15 Sekunden atme aus. Wiederhole das 2-mal.

Verstärker: Optional schließe, um die Wirkung der Meditation zu vertiefen, atmendes Mahabandh (siehe Seite 45 f.) an.

Entspanne in Shavasana (siehe Seite 64 f.).

Traumreise

Entspanne dich.
Wir laufen durch eine weite Landschaft, es ist angenehm warm, die Erde trocken. Der Blick geht weit. Wir spüren, dass hier etwas Besonderes passiert ist, hier in Lahore, damals Indien, heute Pakistan. Auf dem Grund und Boden, auf dem unsere Füße gehen, hat sich gegen Ende des 19. Jahrhunderts etwas Unglaubliches zugetragen. Der herrschende Maharadscha, Ranji Singh, hatte von einem Fakir und Yogi namens Sadhu Haridas gehört, der dafür bekannt war, dass er mithilfe seines Geistes und der Aktivierung von Kundalini-Energie den Körper unter vollkommener Kontrolle hatte. Er sollte sogar die Kunst beherrschen, sich selbst in einen Zustand scheinbaren Todes zu versetzen.
Versuche, dir die Szene wie einen kleinen Film vorzustellen: Der Maharadscha ließ Sadhu Haridas aus seiner Einsiedelei in den Bergen herkommen: Der sollte sein Können beweisen, sich für 40 Tage ohne Essen und Wasser begraben lassen und danach unversehrt ins Leben zurückkehren.
Sadhu kam, setzte sich und ließ alles Leben aus seinem Körper weichen. Man hüllte ihn in Leinen, legte ihn behutsam in eine Kiste, die mit einem schweren Vorhängeschloss gesichert und im Garten eines Ministers vergraben wurde. Um das Grab herum errichtete man eine Mauer und befahl acht Soldaten und einigen Soldaten der englischen Kolonialmacht, Tag und Nacht Wache zu halten. Nach genau 40 Tagen hob man die Kiste wieder aus der Erde, wärmte und säuberte Sadhu und massierte seinen Körper. Nach einer Weile richtete sich Sadhu langsam auf, legte sein Tuch um die Schultern und begab sich zurück in die Berge.

Wortlos stehen wir an diesem magischen Ort – begeistert von diesem beeindruckenden Zeugnis der Macht des Geistes und der Kundalini-Energie über den Körper.
Wir spüren, dass sich hier an diesem Ort, im Guru-Chakra, die Leben von Seelenreisenden aller Zeiten miteinander verbinden und uns jetzt antreiben, weiterzugehen, den letzten Schritt der Reise zu vollziehen und schon bald in unser weltliches Leben zurückzukehren. Alle nehmen wir wahr, wie die Energie des Ortes uns emporhebt, uns ermutigt, wir uns stark und bereit fühlen, Frieden in die Häuser und die Welt zu bringen.
Spüre jetzt noch einmal ganz bewusst die Energie an diesem Ort, und spüre, wie diese Energie ein Teil von dir wird.
Dann komme langsam zurück hierher, recke und strecke dich.

***

Die Kundalini-Energie durchströmte uns alle. Du übst, und plötzlich ist sie da, deutlich spürbar, diese Energie, bei manchen früher, bei anderen später. Alle Seelenreisenden haben diese Kraft erlebt.

Estrella versucht zu formulieren, wie die letzte Meditation auf sie gewirkt hat: »Es war, als ob mein ganzes Bewusstsein entlang der Wirbelsäule nach oben hin kreist. Ein herrliches, lebendiges Kribbeln, Kraft und ein tolles Gefühl für Erdung strömten durch mich hindurch. Ich spürte die Wärme meines Herzens, die sich in all die Schädel-Chakras hinein ausbreitete. Ich habe gerade unendlich viel Energie für mich und für alles, was ich vorhabe. Ich fühle mich, und das klingt jetzt vielleicht verrückt, aber als ob ich die Trägheit der Materie überflügele. Ich kann damit andere inspirieren.«

Guru-Nadi | Zurück in die Welt

Lege Papier und Stift bereit für dein intuitives Schreiben. Dieses Seelengespräch führt dich zu einem inneren Ort, der voller Ruhe, Klarheit und Frieden ist.

Notiere dir dafür die Ausgangsfrage:

1. **An welchem Ziel möchte meine Seele heute arbeiten?**

Schließe für einen Moment die Augen, richte die Frage laut oder in Stille an deine Seele. Lasse deinen Gedanken freien Lauf. Dann notiere alles, bewerte nichts. Wiederhole die Frage. Dringe zu den Antworten vor, die aus der Tiefe deiner Seele aufsteigen wollen. Lass dir Zeit.

Verfahre auf dieselbe Weise mit den weiteren Fragen:

2. **Welche Hindernisse muss ich überwinden, um das zu erreichen?**
3. **Wie kann ich das Ziel manifestieren? (Hilft dir ein Sankalpa?)**
4. **Wie erkenne ich, dass das Ziel erreicht ist?**
5. **Wie kann ich das Ergebnis halten und teilen?**

Betrachte dann die auf der ersten Seite dieses Kapitels aufgeführten 5 Oasen. Findest du für dich grundsätzlich oder für dein spezifisches Thema des Tages eine Entsprechung in einer der Oasen? Oder möchtest du eine eigene Oase kreieren, in der sich dein derzeitiges Grundthema präziser abbildet? Finde Worte. Benenne die Oase.

Eine Oase ist wie ein Sankalpa, allerdings ohne auf ein Ziel hinzuarbeiten. Die Oase ist ein Kraftort in dir – sie ist unvergänglich. Aber sie kann sich wandeln. In ihr lädst du dich auf, wann immer du in Zukunft Energie, Inspiration, Mut und Vertrauen brauchst. Du sollst den Zustand, den Gedanken einfach nur genießen. Lass dir Zeit. Sobald du deine Oase gefunden hast, wird sich ein Raum öffnen. Du wirst den Weg vor dir sehen, deinen nächsten Schritt darauf ausrichten können und mit Freude erkennen, wohin dein Herz dich führen möchte, in welcher Haltung und mit welcher Botschaft du die Welt nach Abschluss der Seelenreise betreten wirst.

Mit einem Gegenüber kannst du manchmal leichter eine Verbindung zu deiner Seele herstellen. Nach dieser Reise möchtest du deshalb vielleicht die Übungen und Meditationen mit Menschen durchführen, für die die Seelenreise neu ist. Dann erkläre ihnen die Regeln für die zuhörende Rolle (siehe Seite 84 f.).

Dein Gegenüber soll sich vor Beginn des Prozesses auch mit den 5 Fragen an die Seele vertraut machen, sodass sie oder er die jeweilige Frage intuitiv einfließen lassen kann. Sie oder er wird manche Fragen ihrem Feingefühl folgend vielleicht wiederholen.

Setzt euch jetzt einander gegenüber, programmiert vielleicht die für das Gespräch zur Verfügung stehende Zeit.

Stimmt euch mit einem Mantra (beispielsweise 3-mal SAT NAM) ein. Der Prozess beginnt, wenn du deine Bereitschaft signalisiert hast. Bleibe neugierig. Manchmal kommen ganz unerwartete, neue Botschaften. Denke daran: Wir wollen herausfinden, welches unsere Aufgabe im großen Gewebe der Schöpfung ist und welche die Oase ist, in der wir uns ausruhen können.

Ist das Seelengespräch beendet, atme tief ein und aus.

Und nun mache dir bewusst: Du bist Teil einer wachsenden Gemeinschaft von Seelenreisenden, die ausschwärmen und den Planeten zu einem schöneren Ort machen möchten.

***

Unsere gemeinsame Zeit, die Seelenreise, ist zu Ende.

Alle Mitglieder unserer Reisegruppe sitzen im Kreis beisammen. Sie sprechen von ihrem Erleben der Seelenreise. Von Begegnungen mit der Seele, dem Enthüllen des ihnen innewohnenden Potenzials, von tiefem Vertrauen in die eigenen Fähigkeiten und einer starken Vision für ihre Rückkehr in die Gesellschaft.

Jagan und Othello haben ihre Oase für ihre Zukunft gefunden: »Liebe dich selbst.« »Das ist«, sagt Jagan, »die Basis für eine werteschaffende Beziehung. Nicht bedürftig sein und erwarten, dass der andere dich glücklich macht.« Othello strahlt sie an und nickt.

»Cool«, applaudiert Estrella, »dazu haben wir uns auch entschieden.« Andreas schaut sie verliebt an und übernimmt: »Und wir werden zusammen durch Südamerika reisen, wahnsinnig viel tanzen und schauen, wo es uns hinführt.« Ich bin sehr gerührt darüber, dass diese beiden Menschen zusammengekommen sind. Da ist so viel Potenzial.

Kofis Oase: »Folge deinem Weg. Und das bedeutet, meiner Seele zu lauschen und ihr bedingungslos zu folgen.«

»Meine Oase«, sagt Ute, »ist: Lass los.«

»Und meine: Vertraue«, antwortet Delaila.

Vir Kaur findet, dass ihr die Oase »Sei du selbst« Zuversicht gibt und Frieden, die Erlaubnis, ganz sie selbst sein zu dürfen.

Und was ist mit Rich und Elle? Rich schweigt, Elle ebenfalls.

Schließlich ergreift sie das Wort, sie klingt sauer, verbittert: »Ich bin den ganzen langen Weg mit euch gegangen. Ich habe jede Übung gemacht. Ich habe meditiert. Ich habe wirklich viel gelernt, aber ich kann noch immer nicht wieder sehen!«

Plötzlich versinkt sie in einen meditativen Zustand. Wir schauen sie an. Sie zuckt, sie gibt Töne von sich, es schüttelt sie. Keiner von uns wagt, sie zu stören. Nach einer gefühlten Ewigkeit öffnet sie die Augen. Sie strahlt. Und sie beginnt zu sprechen, wie bei unserer ersten Begegnung in verschiedenen Stimmen:

Als ich meine Beschwerde ausgesprochen hatte, erfüllte mich plötzlich eine große Energie, und ich sah eine Lichtgestalt.
ICH BIN SHAKTI. WER BIST DU?
Ich bin Elle.
ICH HABE VON DIR GEHÖRT.
Kann ich dich was fragen?
WAS IST DEINE FRAGE?
Ich möchte so gerne wieder sehen können. Was kann ich noch tun?
WARST DU IN PARA BINDU? HAST DU DAS INNERE SEHEN GELERNT?
Ja, aber es ist nicht dasselbe.
ICH WEISS, ABER ES IST EIN ANFANG.

Plötzlich bebte die Erde. Unter ohrenbetäubendem Kreischen versuchte ein Gnom, in unseren Kreis einzudringen. Es war Apasmara, der Dämon der Unwissenheit und Ignoranz. Ihr, meine Gruppe, bliebt ganz ruhig. Shakti und ihr alle habt eure Hände gehoben und Apasmara gesegnet, und dann löste sich alles Hässliche aus seinem Wesen.

JETZT HAST DU ES VERSTANDEN, sagte Shakti.

Elle schaut uns einen nach dem anderen aus wachen Augen an.

Ihr Augenlicht ist zurück.

Rich ist ganz offensichtlich fassungslos. »Meine Oase ist: Vertraue!«, murmelt er und wischt sich mit den Händen über das Gesicht. Er schaut Elle an, die strahlt und lacht und sich des ihr ganz eigenen, besonderen Lebens freut. »Wir beide werden alles dafür tun«, fügt er hinzu, »Frieden und Verstehen in die Welt zu bringen.«

Alle stehen auf.

Wir sind bereit, den Weg nach Hause anzutreten.

Danksagung

Ich danke dem Universum dafür, dass es mir die Idee für dieses Buch in so schöner Leichtigkeit in den Geist gepflanzt hat. Die Idee hat nicht nur mein Herz, sondern auch die Herzen von Freundinnen und Freunden berührt. Es ist ein kleines Netzwerk entstanden, in dem Gedanken gedeihen und das Buch entstehen konnte. Mein Dank gilt unter anderem dem Team, das meine Arbeit in den letzten Monaten begleitet hat.

Danke, Anja Escherich, für deine Gabe, unübertroffen ästhetische Illustrationen zu erschaffen und sie mit den Texten zu einem begehbaren Pfad zu verweben. Du hast das Projekt von Anfang bis Ende zusammengehalten.

Danke, Claudia Riecken-Konstantin, für eine Menge Recherchearbeit und dafür, dass du mein holländisch durchwirktes Deutsch auf 200 Seiten mit viel Feingefühl in klare, charmante Sprache umgesetzt hast.

Danke, Dagmar Puchalla, für deine Kraft und deine Kreativität, mit der du die Ausarbeitung von Traumreisen, Rahmenhandlung und Charakteren vorangetrieben hast. Durch sie wird das Abenteuer der Seelenreise bunt und lebendig.

Danke, Karin Schanzenbach, nicht nur für dein professionelles Lektorat, sondern auch für deine Anregungen und deine ordnende Kraft, die mich jetzt auch durch dieses Buch geführt haben.

Danke, Helmut und Steffi Behr, für die fantastischen Fotos und für den genialen Trick mit dem schwarzen Regenschirm, wodurch unsere Schädel ganz neu ausgeleuchtet wurden.

Danke auch an alle Fotomodelle und danke an alle Seelenreisenden, die sich und ihre Erfahrungen mit uns geteilt und sie für dieses Buch zur Verfügung gestellt haben.

Mein größter Dank gilt dir, liebe Simran, dafür, dass du mit deiner Liebe und deiner Suche nach der Wahrheit immer an meiner Seite bist.

Und ich danke auch dir, liebe Leserin, lieber Leser, für dein Interesse. Auf die Lektüre dieses Buches folgt die eigene Erfahrung, auf die Erfahrung die Umsetzung. Begib dich auf die Reise.

Vielleicht waren deine Horusaugen bisher eher nach rechts hin ausgerichtet? Vielleicht magst du sie auch mal nach links wenden? Unter info@seelenreise-yoga.de erreichst du unsere Ansprechpartnerin für alle Seelenreisenden. Annemie wird dich darin unterstützen, eine Gruppe zu finden.

Und deshalb auch ein großes Dankeschön an Annemie Gerhards. Danke, dass du die Seelenreise bis heute als ein Herzensprojekt unterstützt hast und weiterhin unterstützen wirst.

Danke euch allen!

Satya Singh
Hamburg im Frühjahr 2025

Anhang

Originale der Kriyas

Die Kriyas in diesem Buch wurden von Yogi Bhajan entwickelt und angeleitet. Satya Singh hat sie, als sein Schüler, notiert und für dieses Buch ausgewertet und bearbeitet. Im Folgenden findest du die Originaltitel und – wenn vorhanden – das genaue Datum, wann Yogi Bhajan die jeweilige Kriya das erste Mal öffentlich durchgeführt hat.

1. **Yogi-Kriya:** Ursprünglicher Titel: Be a Yogi, 6. März 1991.
2. **Charan-Jap-Kriya:** Ursprünglicher Titel: Charan Japa – Nourishing the Soul of the Unborn Child, 28. Juni 1994.
3. **Mond-Kriya:** Undatierte Aufzeichnung.
4. **Mudra-Kriya:** Ursprünglicher Titel: Surya Karam Kriya – Forget yourself and help others, 21. Juni 2001.
5. **Herz-Öffner-Kriya:** Ursprünglicher Titel: To make your worries look little, ohne Datum.
6. **Lotus-Kriya:** Ursprünglicher Titel: Lotus-Kriya, Meditation of creation, to cross all adversities, undatiert.
7. **Karma-Kriya:** Ursprünglicher Titel: Kriya to free yourself from Karma, 21. September 1985.
8. **Licht-Kriya:** Ursprünglicher Titel: Law of Light Meditation, undatiert.
9. **Zukunfts-Kriya:** Ursprünglicher Titel: Beaming and creating the future, 12. Juni 1990.
10. **Lächelnder-Buddha-Kriya:** Ursprünglicher Titel: Smiling Buddha Kriya, unterrichtet von Yogi Bhajan am 7. Oktober 1972.
11. **Laya-Kriya:** Ursprünglicher Titel: Laya Yoga Kriya for Intuition & the Power to Heal, undatierte Aufzeichnung.

Musikempfehlungen

- Kapitel 1 und 4: ANG SANG WAHE GURU:
  Jai Kartar – CD: *Golden*
  Sat Hari Singh – CD: *Gurudeva*
  Gurudass – CD: *Longing to Belong*
- Kapitel 3: HAR
  Tera Naam – CD: *In Thy Name*
  Simran Kaur & Hari Bhajan – CD: *Tantric Har*
- Kapitel 6 und 10: SA TA NA MA
  Sirgun Kaur – CD: *Reclaim Your Happiness*
  Simran Kaur & Wahe Guru Kaur – CD: *SA TA NA MA Kirtan Kriya*
  Tera Naam – CD: *In Thy Name*
- Kapitel 8: GURU RAM DAS
  Gurunam Singh – CD: *The Journey Home*
  Mirabai Ceiba – CD: *Flores*
  Sat Hari Singh – CD: *Song of the Soul*
- Kapitel 11: EK ONG KAAR
  Gurucharan Singh – CD: *Laya Yoga Meditation*
  Hansu Jot – CD: *To the Stars and Back;* Track 4: *Ek Ong Kaar/Laya Yoga*

- Weitere Musik aus der Tradition des Kundalini Yoga findest du beim Verlag: www.satnam.de.
- Viele Kundalini-Yoga-Mantras findet man auf Spotify und YouTube.

Literaturliste

- Satya Singh: *Das Kundalini Yoga Handbuch. Für Gesundheit von Körper, Geist und Seele*, Berlin 2019
- Satya Singh: *Kundalini Yoga als Seelenreise. Das Praxisbuch zur Psychosomatik der Wirbelsäule*, Berlin 2019
- Satya Singh und Hageneder, Fred: *Baum Yoga*, Saarbrücken 2006
- Satya Singh: *Das Yoga-Buch vom Leben und vom Sterben*, München 2014
- Satya Singh: *Der Reif*, Güllesheim 2000

- Anliker, Simone: *The Power of Dyad Meditation. The New Way of Meditating in Times of Loneliness and Social Stress*, Schweiz 2020
- Brennan, Barbara Ann: *Licht-Arbeit. Heilen mit Energiefeldern*, München 1998
- Childr, Doc und Martin, Howard: *The HeartMath Solution: Engaging the Power of the Heart's Intelligence*, USA 2000
- Dale, Cyndi: *Llewellyn's Complete Book of Chakras*, Llewellyn Publications, USA 2016
- Dale, Cyndi: *Llewellyn's Little Book of Chakras*, Llewellyn Publications, USA 2017
- Dispenza, Joe: *Becoming Supernatural. How Common People Are Doing the Uncommon*, California 2019
- Kaur, Gurudarshan: *Energy Map. A Journey Through the Chakras*, La Crescenta 1991
- Kaur, Gurudarshan: *Expanding Intuition*, La Crescenta, USA 1993
- Kaur, Guru Rattana: *Sing to Your Soul*, Pennsylvania, USA 2016
- Khalsa, Atma Singh und Khalsa, Guruprem Kaur: *A Year with the Master*, Espanola 2001.
- Khalsa, Gurumeher: *Senses of the Soul: Emotional Therapy for Strength, Healing & Guidance, Kundalini Research Institute*, USA 2012

- Khalsa, Gurumeher: *Emotional Liberation: Life Beyond Triggers and Trauma, Atmosphere Press*, USA 2021
- Lange, Klaus: *Herz, was sagst du mir? Selbstvertrauen durch innere Erfahrung*, Stuttgart 1991, Neuaufl. Freiburg 2009
- Lange, Klaus: *Wie du denkst, so lebst du. Konflikte lösen durch innere Erfahrungen*, Stuttgart 2000
- Lange, Klaus: *Bevor du sterben willst, lebe! Von Todessehnsucht, Krankheit, Schuldgefühlen, Angst und Einsamkeit zu Weite, Leichtigkeit, Freiheit und Vertrauen*, Stuttgart 1996
- McTaggart, Lynn: *Die Kraft der Acht: Wie die Intention einer kleinen Gruppe unser Leben heilen und die Welt verändern kann*, München 2018
- McTaggart, Lynn: *The Field: The Quest for the Secret Force of the Universe*, USA 2008
- Megarisiotis, Athanasios Karta Singh: *SAT NAM DAS WAHRE IN DIR. Meditationen aus dem Kundalini Yoga*, Hamburg 2023
- Sukadev: Über Shunyata, abrufbar unter: *Niederschrift eines Vortragsvideos (2014)*, in: Shunyata – Yogawiki, https://wiki.yoga-vidya.de/Shunyata (letzter Zugriff: 18. 08. 2025)
- Wester, Simran: *Gemeinsam für persönlichen und sozialen Wandel. Eine Einführung in die Gewaltfreie Kommunikation.* Hamburg, 8. Auflage 2024. Vgl. auch: https://www.gewaltfrei-kommunizieren.hamburg/shop

Adressen

- Yoga-Zentrum von Satya Singh und Simran in Hamburg: www.yogahoheluft.de
- Kundalini-Yogalehrer*innen-Ausbildung: www.3hokyla.de
- Lehren Yogi Bhajans: www.libraryofteachings.org
- Qualifizierte Kundalini-Yogalehrer*innen in der Nähe: www.3ho.de
- Europäisches Yoga-Festival www.yogafestival.org
- Musik, Bücher, Materialien: www.satnam.de
- Gewaltfreie Kommunikation: www.higfk.de

Wirbel für Wirbel gesünder werden

Kundalini verbindet Bewusstsein mit Schöpfungskraft – und unser Rücken mit all seinen Wirbeln ist der Gradmesser unseres Befindens. Yogalehrer Satya Singh vermittelt in seinem Buch, dass Körper und Geist viel intensivere Stärkung erfahren, wenn Energie durch jeden einzelnen der 26 Rückenwirbel hindurch aufsteigt und dabei lange verweilt. Erst wenn die dort verankerten psychosomatischen Verletzungen geheilt sind, bewegt sie sich weiter. Praxisnah und lebendig lehrt der Autor die hohe Schule der Seelenreise, bei der sich alte Muster, Traumata und Schmerzpunkte auflösen – mit zahlreichen Fotos, Zeichnungen, praktischen Übungen und Meditationen.

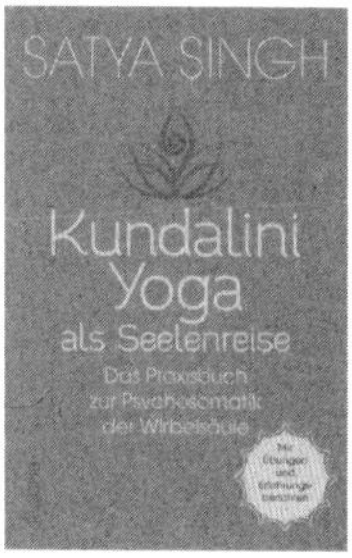

Satya Singh
Kundalini Yoga als Seelenreise
Das Praxisbuch zur Psychosomatik der Wirbelsäule

Klappenbroschur
Auch als E-Book erhältlich
www.ullstein.de

allegria